Manish Swarnkar
Shivánsh Pratap Singh

Deficiência de vitamina D e as características do tumor no cancro da mama

Manish Swarnkar
Shivansh Pratap Singh

Deficiência de vitamina D e as características do tumor no cancro da mama

Correlação entre a deficiência de Vitamina D e as características tumorais em doentes com cancro da mama

ScienciaScripts

Imprint

Any brand names and product names mentioned in this book are subject to trademark, brand or patent protection and are trademarks or registered trademarks of their respective holders. The use of brand names, product names, common names, trade names, product descriptions etc. even without a particular marking in this work is in no way to be construed to mean that such names may be regarded as unrestricted in respect of trademark and brand protection legislation and could thus be used by anyone.

Cover image: www.ingimage.com

This book is a translation from the original published under ISBN 978-620-5-52622-4.

Publisher:
Sciencia Scripts
is a trademark of
Dodo Books Indian Ocean Ltd. and OmniScriptum S.R.L publishing group

120 High Road, East Finchley, London, N2 9ED, United Kingdom
Str. Armeneasca 28/1, office 1, Chisinau MD-2012, Republic of Moldova, Europe
Printed at: see last page
ISBN: 978-620-5-55477-7

Copyright © Manish Swarnkar, Shivansh Pratap Singh
Copyright © 2023 Dodo Books Indian Ocean Ltd. and OmniScriptum S.R.L publishing group

Índice

Capítulo 1   2

Capítulo 2   5

Capítulo 3   54

Capítulo 4   74

Capítulo 5   82

CAPÍTULO 1

INTRODUÇÃO

O cancro da mama é o cancro mais frequente entre as mulheres em todo o mundo.[1] Várias variáveis prognósticas, nomeadamente o estádio linfonodal, o tamanho do tumor e o grau histológico, são utilizadas para orientar a gestão clínica desta malignidade.[2] Numerosas outras características têm demonstrado ter relevância prognóstica em estudos independentes. Como resultado, foram feitas tentativas para incluir estas características em índices úteis. A insuficiência de vitamina D tem sido associada a um risco acrescido de cancro da mama, da próstata e do cólon. [1] Pensa-se que baixos níveis de vitamina D causam proliferação celular sem restrições, angiogénese, e metástase. [3]

A vitamina D é criada quando a luz ultravioleta B (UVB) do sol atinge uma molécula precursora na pele, e apenas uma pequena quantidade da mesma é obtida a partir de alimentos. A vitamina D é hidroxilada no fígado para gerar 25-hidroxivitamina D (25-OHD), o metabolito predominante em circulação, e depois no rim para fazer 1, 25-dihydroxyvitamin-D [1, 25- (OH) 2D], a forma mais fisiologicamente activa e ligante natural para VDR. Outros tecidos alvo que produzem a enzima activadora (1 hidroxilase) e os VDRs, tais como o cólon, próstata e mama, activam a vitamina D fora dos rins para regular a rotação celular localmente.[4] Os cancros mamários em doentes com níveis baixos de 25(OH)D (abaixo de 30 ou 32 ng/ml) são mais agressivos clinico-patologicamente, resultando num pior prognóstico. [5]

A vitamina D atrasa a proliferação celular, causa diferenciação e morte, e tem acções anti-angiogénese tanto em células mamárias normais como malignas, de acordo com numerosas investigações pré-clínicas.[4] A concentração circulante de 25-OHD pode ser utilizada para obter um quadro completo dos níveis de vitamina D de todas as fontes. Tem uma meia-vida de dois meses e é a medida mais precisa dos níveis de vitamina D no corpo. [4,6]

Embora a literatura ocidental mostre uma relação correlativa entre o estado de vitamina D e o aumento da incidência do cancro da mama, o seu impacto na população indiana é de valor questionável porque a Índia é um país tropical com sol abundante ao longo de todo o ano. Por conseguinte, estamos a planear fazer este estudo.

PERGUNTA DE INVESTIGAÇÃO

Em doentes operados com cancro da mama, a deficiência de vitamina D leva a um prognóstico adverso em comparação com os doentes com níveis normais de vitamina D?

METAS & OBJECTIVOS

OBJECTIVO:

Para determinar a correlação entre a deficiência de vitamina d e as características do tumor em doentes com cancro da mama

OBJECTIVOS:

- Estimar a prevalência de deficiência de vitamina D em doentes com Carcinoma da mama.

- Para determinar a correlação entre deficiência de vitamina D com grau de Tumor, subtipo histopatológico e estado do gânglio linfático axilar.

- Para determinar a correlação entre a deficiência de vitamina D com o receptor de estrogénio(Er), receptor de progesterona (Pr) e receptor de factor de crescimento epidérmico humano 2(Her2 Neu status).

CAPÍTULO 2

REVISÃO DE LITERATURA

Perspectiva histórica

A Smith Surgical Papyrus (3000-2500 a.c.) é a mais antiga referência documentada ao cancro da mama. Em De Medicina, Celsus comentou sobre o valor dos procedimentos para o cancro da mama precoce: "Nenhum destes pode ser removido excepto os cacoethes (cancro precoce), os restantes são agravados por todos os modos de terapia". "Temos visto frequentemente no seio um tumor que combina perfeitamente com o animal o caranguejo". Quanto mais violentas são as operações, mais zangadas elas crescem".[7] No segundo século, Galen escreveu a sua clássica observação clínica: "Temos visto frequentemente no peito um tumor que se assemelha exactamente ao animal, o caranguejo. No século XIX, Moore do Hospital de Middlesex, Londres, enfatizou a ressecção completa da mama por cancro e afirmou que os gânglios linfáticos axilares palpáveis também deveriam ser removidos. Em 1894, Halsted e Meyer relataram as suas operações para o tratamento do cancro da mama. Em 1943, Haagensen e Stout descreveram a gravidade da doença, o que incluiu: (a) edema da pele da mama, (b) ulceração da pele, (c) fixação da parede torácica, (d) um gânglio linfático axilar de diâmetro >2,5 cm, e (e) gânglios linfáticos axilares fixos. As mulheres com dois ou mais sinais tinham uma taxa de recorrência local de 42% e apenas 2% de sobrevivência sem doenças durante cinco anos. Em 1948, Patey e Dyson do Hospital Middlesex em Londres defenderam uma mastectomia radical modificada para o tratamento do cancro da mama operável avançado, explicando, "Até que se desenvolva um agente geral eficaz para o tratamento do carcinoma da mama, uma elevada proporção destes casos está condenada a morrer"(9) A cirurgia de conservação da mama e o tratamento com rádio foi relatada pela primeira vez por Geoffrey Keynes do St Bartholomew's Hospital, Londres, no British Medical Journal em 1937.

Desenvolvimento da mama

Duas bandas ventrais de ectoderme espessado (cristas mamárias, linhas de leite) são visíveis no embrião na quinta ou sexta semana de desenvolvimento fetal[8]) Cada peito desenvolve-se quando um crescimento de ectoderme produz um botão de tecido primário no mesênquima. O botão primário, por sua vez, põe em movimento a formação de 15 a 20 botões secundários. Os botões secundários produzem cordões epiteliais que se estendem até ao mesênquima circundante. O desenvolvimento de canais principais (lactiferos) leva à formação de um poço mamário pouco profundo. A proliferação do mesênquima transforma o fosso mamário num mamilo durante toda a infância. Um mamilo invertido ocorre quando uma cova não consegue elevar-se acima do nível da pele.

Anatomia da mama

O peito é composto por 15 a 20 lóbulos, que são cada um composto por vários lóbulos.[8]

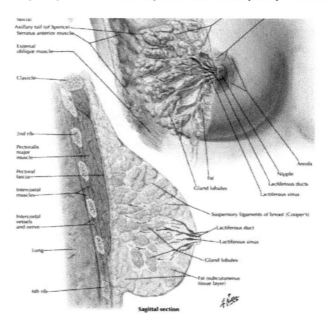

Etiologia

Factores genéticos

O papel da hereditariedade e a propensão genética para o cancro da mama foi demonstrado por Henderson e associados e Lynch e associados (1991). Globalmente, estima-se que os factores genéticos causam cerca de 5% dos casos de cancro da mama, e 25% dos casos em mulheres com menos de 30 anos.[10]

As definições sugeridas por Lynch e colegas são as seguintes;

Cancro da mama esporádico (SBC): Diz-se que os doentes com cancro da mama sem historial familiar de cancro da mama durante duas gerações, incluindo irmãos, descendentes, pais, tias, tios, e ambos os conjuntos de avós, têm cancro da mama esporádico (SBC).

Cancro da mama familiar (FBC): É um tipo de cancro da mama que tem um historial familiar positivo da doença mas que não satisfaz o critério do cancro hereditário da mama.

Cancro hereditário da mama (HBC): É definido como uma doente com cancro da mama que tem um historial familiar positivo de cancro da mama e, em alguns casos, de cancros relacionados (por exemplo, ovários, cólon), bem como uma elevada incidência e distribuição no pedigree que é consistente com um factor de susceptibilidade ao cancro autossómico dominante e altamente penetrante[1]. BRCA1, um gene importante de susceptibilidade ao cancro da mama, foi mapeado para uma região do cromossoma 17q e BRCA2, um gene significativo de susceptibilidade ao cancro da mama, foi identificado e localizado na região q12-13 do cromossoma 13. Em conjunto, estes dois genes de susceptibilidade ao cancro da mama são responsáveis pela maioria dos casos de cancro da mama hereditário[8].

Geográfico

É uma causa comum de morte no mundo ocidental, sendo responsável por 3-5 por cento de todas as mortes [11]

▪dge

O carcinoma da mama é relativamente raro antes dos 20 anos de idade, mas depois disso, a frequência aumenta lentamente até aproximadamente 20% das mulheres serem afectadas pela idade de 90 anos. [11]

Género

Os homens são responsáveis por menos de 1% das doentes com cancro da mama [8,10,11]

Influências dietéticas

Existe uma ligação entre a gordura dos mamíferos dietéticos e o desenvolvimento do cancro da mama. Os alimentos fritos e ricos em gordura estão ligados a um aumento para o dobro do risco de cancro da mama [8,11]

Utilização de hormonas

Quando tomados por mulheres no meio da sua vida reprodutiva, Kalache e colegas mostram que os contraceptivos orais combinados não tinham influência no risco de cancro da mama (idades entre os 25-39 anos). Lipnick e colegas, por outro lado, descobriram que estas hormonas combinadas tinham uma influência negativa sobre o risco de cancro da mama quando administradas durante muito tempo[8].

Obesidade

A preponderância de provas sugere que o risco de cancro da mama está directamente ligado ao peso relativo; o risco de mulheres obesas é 1,5 a 2 vezes superior ao risco de mulheres não obesas [8,10]

Aleitamento materno e menopausa

Pensava-se anteriormente que a amamentação durante um longo período de tempo (> 36 meses numa vida) diminuiria a incidência do cancro da mama. Este já não é o caso.[8] As mulheres que atingem a menopausa para além dos cinquenta e cinco anos de idade têm o dobro do risco de adquirir a doença do que as mulheres que atingem a menopausa antes dos quarenta e cinco anos de idade[8,10,11].

Irradiação

O cancro da mama é mais comum em sobreviventes de bombas atómicas de Nagasaki e Hiroshima, mulheres tratadas com alta dose de radiação para mastite pós-parto aguda, e mulheres que fizeram muitos exames fluoroscópicos do tórax para o tratamento da tuberculose pulmonar [12]

História natural

Bloom e colegas relataram o curso natural do cancro da mama com base nos registos de 250 pacientes com lesões não tratadas tratadas em enfermarias de caridade contra o cancro no Hospital Middlesex, Londres, entre 1805 e 1933. Após o primeiro diagnóstico, a sobrevida média desta população foi de 2,7 anos. Estes pacientes não tratados tinham taxas de sobrevivência de 5 e 10 anos de 18 e 3,8 por cento, respectivamente, com apenas 0,8 por cento a sobreviver durante 15 anos ou mais. A maioria destas mulheres morreu de cancro da mama, com os restantes 5% a morrer de doença intercorrente, de acordo com os resultados da autópsia[8].

Os dados de Middlesex, bem como milhares de outros casos, indicam que a sobrevivência em 5 anos nem sempre implica cura. Focos metástáticos podem aparecer 20 ou 30 anos após o tratamento da lesão inicial; os resultados definitivos dos dados do cancro da mama só podem ser obtidos pelo menos 5 anos após o início de um regime terapêutico. O cancro metástático é a principal causa de morte entre os doentes com cancro da mama nos primeiros cinco a dez anos após a mastectomia. [8]

Encenação do cancro da mama

A encenação do cancro da mama é uma tentativa de prever taxas de sobrevivência potenciais com base em dados objectivos [8]
Nemoto e colegas, assim como Fisher e colegas, encontraram uma ligação entre o tamanho do tumor, a probabilidade de metástases nodais axilares e a sobrevivência livre de doenças [8,10,11]

O número absoluto de gânglios linfáticos envolvidos com a doença metastática é o preditor mais importante de sobrevivência de 10 e 20 anos [8,10,11,13]) O exame físico é notoriamente inexacto na determinação da presença de envolvimento linfático, com taxas falsamente positivas e falsamente negativas para a detecção de metástases axilares que vão de 25 a 31 por cento e 27 a 33 por cento, respectivamente [8]

O problema da biópsia do nó sentinela como alternativa à dissecção axilar formal para encenação está a ser investigado em estudos clínicos. Injecta-se um radioisótopo ou corante no local do tumor, e mede-se a radioactividade ou presença de corante na axila. Este procedimento identifica um nó, que é depois removido para biopsia. Se não houver malignidade neste chamado nó sentinela, ele é considerado uma axila negativa. [8,10,11]

A metástase nodal interna mamária positiva é comum em tumores iniciais nos quadrantes central e medial, e a prevalência aumenta com o tamanho do tumor índice. A evidência de expansão dos gânglios linfáticos para locais supraclaviculares, quer clínica quer patologicamente, indica doença em fase avançada (IV), que é considerada sistémica [8,10]

Os sistemas de encenação comummente utilizados evoluíram:-

- Manchester

- A Classificação Clínica da Colômbia

- Os sistemas TNM (tumor, nódulo, metástase)

- O Comité Misto Americano contra o Cancro (AJCC) modificou o sistema TNM para o cancro da mama.

ENCENAÇÃO TNM DO CANCRO DA MAMA

TNM ENCENAÇÃO DO CANCRO DA MAMA(14)

Tumor Primário (T)

As definições para a classificação clínica e patológica do tumor primário (T) permanecem as mesmas. O examinador utilizará as rubricas principais se a medição for feita através de exame físico (T1, T2, ou T3). Os subgrupos de T1 podem ser utilizados com outras métricas, tais como medições mamográficas ou patológicas.

Os tumores devem ser medidos com o incremento de 0,1 cm mais próximo.

- TX : Tumor primário não pode ser avaliado.

- T0 : Nenhuma evidência de tumor primário.

- É : Carcinoma in situ

- Tis (DCIS) : Carcinoma ductal in situ.

- Tis (LCIS) : Carcinoma lobular in situ.

- Tis (Paget's) : Doença de Paget do mamilo sem tumor. T1 : Tumor de 2cm ou menos em maior dimensão.

- T1mic : Micro-invasão de 0,1 cm ou menos em maior dimensão.

- T1a : Tumor mais de 0,1 cm mas não > 0,5 cm na maior dimensão.
- T1b : Tumor mais de 0,5cm mas não > 1 cm na maior dimensão.
- T1c : Tumor com mais de 1 cm mas não mais de 2 cm na maior dimensão.
- T2 : Tumor com mais de 2 cm mas não mais de 5 cm na maior dimensão.
- T3 : Tumor de mais de 5 cm na maior dimensão.
- T4 : Tumor de qualquer tamanho com extensão directa para a. Parede do tórax ou

b.

- Pele, apenas como descrito abaixo.
- T4a : Extensão à parede torácica, não incluindo o músculo peitoral.
- T4b : Edema (incluindo peaud'orange) ou ulceração da pele do peito, ou nódulos de pele de satélite confinados ao mesmo peito.
- T4c : Tanto T4a como T4b.
- T4d : Carcinoma Inflamatório

GÂNGLIOS LINFÁTICOS REGIONAIS (N)

- NX : Os gânglios linfáticos regionais não podem ser avaliados. (por exemplo, previamente removido) N0 : Não há metástase dos gânglios linfáticos regionais.
- N1 : Metástase em gânglios linfáticos axilares ipsilaterais móveis.

- N2 : Metástases em gânglios linfáticos axilares ipsilaterais fixos ou foscos, ou em gânglios mamários internos ipsilaterais clinicamente aparentes* na ausência de metástases de gânglios linfáticos axilares clinicamente evidentes.

- N2a : Metástase em gânglios linfáticos axilares ipsilaterais fixados uns aos outros (foscos) ou a outras estruturas.

- N2b : Metástase apenas em gânglios mamários internos ipsilaterais e na ausência de metástase de gânglios linfáticos axilares clinicamente evidentes.

- N3 : Metástase em gânglios linfáticos infraclaviculares ipsilaterais com ou sem envolvimento de gânglios linfáticos axilares, ou em envolvimento de gânglios linfáticos mamários internos ipsilaterais* clinicamente aparentes e na presença de metástase de gânglios linfáticos axilares clinicamente evidentes; ou metástase em gânglios linfáticos supraclaviculares ipsilaterais com ou sem envolvimento de gânglios linfáticos axilares ou mamários internos.

- N3a : Metástase em gânglio(s) linfático(s) infraclavicular(es) ipsilateral(is).

- N3b : Metástase em gânglios linfáticos mamários internos ipsilaterais e gânglios linfáticos axilares.

- N3c : Metástase em gânglios linfáticos supraclaviculares ipsilaterais.

Metástase à distância (M)

- M0 : Nenhuma evidência clínica ou radiográfica de metástases distantes

- cM0(i+) : Nenhuma evidência clínica ou radiográfica de metástases à distância, mas depósitos de células tumorais detectadas molecular ou microscopicamente no sangue circulante, medula óssea ou outro tecido nodal não regional que não sejam maiores que 0,2 mm num doente sem sintomas ou sinais de metástases

- M1: Metástases detectáveis à distância, determinadas por meios clínicos e radiográficos clássicos e/ou histologicamente comprovadas superiores a 0,2 mm

GRUPO DE ESTÁGIOS

0	Tis	N0	M0
I	T1	N0	M0
IIA	T0	N1	M0
	T1*	N1	M0
	T2	N0	M0
IIB	T2	N1	M0
	T3	N0	M0
IIIA	T0	N2	M0
	T1*	N2	M0
	T2	N2	M0
	T3	N1	M0
	T3	N2	M0
IIIB	T4	N0	M0
	T4	N1	M0
	T4	N2	M0
IIIC	Any T	N3	M0
IV	Any T	Any N	M1

Patologia

Apesar das descobertas biológicas e clínicas no tratamento do cancro da mama, o envolvimento do patologista na determinação do diagnóstico de uma lesão tornou-se mais significativo, em vez de menos. O patologista precisa agora de mais competência para fazer um diagnóstico e definir a natureza do número crescente de lesões limítrofes e percutâneas. A distinção entre lesões micro-invasivas e não-invasivas, bem como a compreensão da hiperplasia atípica, todas elas tipicamente detectadas após a descoberta da mamografia, são novos problemas. Além disso, a discriminação patológica está a tornar-se mais importante na avaliação do prognóstico do paciente, e é o patologista que deve entregar esta informação ao médico. Finalmente, o patologista fornece informações que podem ajudar os investigadores a compreender melhor a biologia da doença. [13]

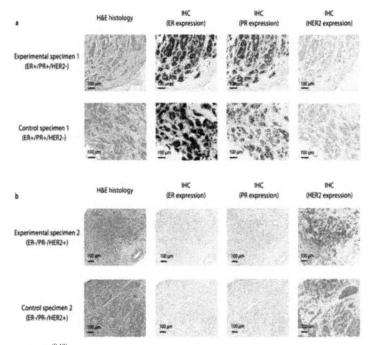

Histopatologia[8,10]

Os tipos histológicos são os seguintes

- Carcinoma, NOS (não especificado de outra forma)
    - Ductal
    - Intraductal (in situ)
    - Invasivo, NOS

- o Invasivo com componente intraductal predominante
- o componente intraductal predominante
- o Comedo
- o Inflamatório
- o Medulário com infiltrado linfocitário
- o Mucinoso (colóide)
- o Papilaria
- o Scirrhous
- o Tubular
- Lobular
  - o In situ
  - o Invasivo com componente predominante in situ
  - o Invasivo
- Mamilo
  - o Doença de Paget
  - o Doença de Paget com carcinoma intraductal
  - o Doença de Paget com carcinoma ductal invasivo

Classificação histopatológica

- O grau GX não pode ser avaliado.
- G1 Bem diferenciado.

- G2 Moderadamente diferenciado.

- G3 Má diferenciação.

- G4 Indiferenciado.

- **Histopatologia**

- <u>Carcinoma não infiltrante (in situ) de origem ductal e lobular</u>

Considerações gerais

Segundo a literatura, todos os casos de cancro da mama invasivo passam por um período durante o qual as células epiteliais normais passam por uma transformação maligna, mas não invadem para além da membrana celular do porão de investimento.[8,10,13] Há razões para duvidar se o carcinoma in situ é verdadeiramente maligno, se justifica esforços significativos de detecção, se o tratamento afecta o desenvolvimento subsequente do cancro invasivo, e que forma de terapia, caso exista, deve ser aplicada [8]

Em 1941, Foote e Stewart publicaram a primeira descrição de carcinoma lobular in situ (LCIS), que separava esta entidade patológica do carcinoma ductal in situ pelas suas características biológicas distintas (DCIS). A variante histológica mais prevalente do estádio não-invasivo do cancro que surge nos principais ductos lactiferos é o DCIS.[8,10,13] A Mamografia é a principal responsável pelo aumento da incidência de diagnóstico do LCIS e do DCIS [8,10,11]

Carcinoma lobular in situ (LCIS)

A idade típica de diagnóstico é de quarenta e quatro a quarenta e sete anos, que é quinze anos mais nova do que a idade média de diagnóstico do cancro da mama invasivo.(8) Mais de 90% das mulheres com LCIS são pré-menopausadas, o que é significativamente inferior à incidência (30%) de cancro invasivo. O impacto dos estrogénios no comportamento biológico do LCIS é demonstrado por este achado epidemiológico. O carcinoma lobular invasivo apresenta activação do receptor de estrogénio em 90% dos casos, em comparação com apenas 55% no carcinoma ducto. O LCIS tem uma forte predilecção racial, com as mulheres brancas a experimentarem-no doze vezes mais frequentemente do que as mulheres negras; no entanto, as mulheres negras tiveram uma taxa de recorrência dez vezes superior após o tratamento [8].

Carcinoma Ductal in situ (DCIS)

A maioria dos doentes com DCIS encontra-se nos seus primeiros anos de menopausa. O facto de esta lesão predominar entre todos os cancros mamários in situ deve-se à sua definição mamográfica e ao facto de se apresentar como uma massa clinicamente palpável em mais de metade de todas as instâncias [8,10]

Patologia da doença in situ

A ausência de invasão celular no estroma circundante e o confinamento de células dentro dos limites ductais naturais ou lobulares da membrana basal foram características chave da descrição original do cancro in situ [8,10,11,13]

O aparelho terminal de ducto-lobular é a fonte do LCIS. As células proliferam de forma ordenada, enchendo e prolongando a lâmina lobular terminal, mantendo a arquitectura lobular global. A ausência de necrose e mitose resulta em células consistentemente homogéneas. [8]

A camada cuboidal interna de células epiteliais nos principais ductos lactíferos prolifera nas fases iniciais do DCIS, formando crescimentos papilares no interior do lúmen. As células no DCIS são bem diferenciadas, sem pleomorfismo, mitose, ou atipia vista. Os ingrowths combinam-se para cobrir o lúmen ductal à medida que o 'padrão papilar' do DCIS cresce, até que esporadicamente as lacunas esféricas permanecem intercaladas entre tufos sólidos de células, as quais tendem elas próprias a mostrar atipias e hipercromasias. O padrão de desenvolvimento 'cribriforme' do DCIS foi nomeado após esta ocorrência. Quando a proliferação celular oblitera estes espaços e as condutas se distendem com células anaplásicas adicionais e figuras mitóticas, observa-se um padrão histológico 'sólido' do DCIS, levando ao padrão típico 'comedo'. A deposição de cálcio ocorre em áreas de necrose no padrão comedo, resultando em manifestações radiográficas típicas do DCIS/[8]) Este último padrão de DCIS tem um grau significativamente mais elevado de grau nuclear, multicentricidade e microinvasão do que os tipos papilares ou sólidos, implicando que o seu comportamento biológico é mais agressivo [8]

A bilateralidade é uma taxa estatisticamente significativa conhecida do LCIS, que foi reportada como elevada até 90%. O DCIS, por outro lado, está associado a uma incidência de apenas 10 a 15% de bilateralidade, com algumas séries a indicarem uma taxa tão elevada como 30%. Multicentricidade refere-se a malignidades ocultas identificadas fora do quadrante do tumor primário (índice), enquanto que multifocalidade e doença residual são palavras para locais dentro do mesmo quadrante que a lesão do índice [8]

Infiltração de casos malignos

Devido ao volume relativamente maior de tecido mamário neste sector, aproximadamente três quartos dos carcinomas infiltrantes da mama foram classificados como "ductal infiltrante ou adenocarcinoma" não especificado (NOS). [8] Aproximadamente 40 a 50% dos carcinomas da mama encontram-se no quadrante superior exterior -

A doença do mamilo de Paget

Sir James Paget descreveu pela primeira vez esta lesão em 1874. [8,10,11,13] Apresenta-se como uma lesão crónica

erupção eczematóide do mamilo. [8,13] A doença de Paget está quase sempre associada a um carcinoma intraductal ou invasivo subjacente. [8,10,13] O carcinoma intraductal envolve frequentemente a epiderme do mamilo e a aréola por disseminação intra-epitelial. A presença de células muito grandes, pálidas e vacuoladas (células de Paget) microscopicamente patognomónicas desta doença está presente num quarto a um terço dos doentes no diagnóstico.[8] Em geral, este cancro da mama tem um melhor prognóstico do que a maioria das lesões porque as alterações da aréola do mamilo promovem uma consulta precoce, biopsia e diagnóstico [8]

Carcinoma ductal infiltrando-se com fibrose produtiva (cirrosa, complexa, NOS). O tumor tem um perímetro caracteristicamente mal definido que é melhor palpado do que examinado. As superfícies cortadas revelam um tumor estelato radiante central com uma faixa branca ou amarela calcária que se estende até ao parênquima circundante.[8] A fibrose e a infiltração tumoral resultantes de uma resposta desmoplástica profunda ao crescimento tumoral podem encurtar os ligamentos de Cooper ao passarem da camada profunda da fáscia clavicopectoral para a fáscia superficial do cório. Isto provoca o clássico achado físico de covinhas cutâneas.[8] Este tipo de escurecimento e fixação da pele não é um sinal grave porque não implica que o tumor tenha afectado directamente a pele. Existe um edema considerável da pele, referido como peaud'orange, com a crescente infiltração difusa da pele no plexo subdérmico e o envolvimento distinto dos ligamentos de Cooper [8,11,13]

Carcinoma medular

Esta malignidade é encontrada em grandes condutas e representa 2 a 15% de todos os tipos histopatológicos [8]

Grosseiramente, o tumor distingue-se pelo seu aspecto macio e hemorrágico volumoso. A lesão é normalmente móvel e localizada nas profundezas do peito. Embora o crescimento rápido possa ocorrer como resultado de necrose tumoral ou hemorragia, há frequentemente um atraso no seu curso inicial [8,13].

Microscopicamente, o cancro medular tem uma espessa infiltração linfo-linfo-clínica, grandes núcleos pleomórficos fracamente diferenciados e um padrão de desenvolvimento sincítico com um mínimo ou nulo de diferenciação acinar tubular/[8]) Tem uma melhor taxa de sobrevivência de 5 anos do que o carcinoma ductal ou lobular puramente invasivo [8,11,13]

Carcinoma mucinoso (carcinoma colóide)

Carcinoma mucinoso (carcinoma colóide)

Este adenocarcinoma ductal representa cerca de 2% de todos os cancros mamários e manifesta-se frequentemente como um tumor volumoso e mucinoso (coloidal) que se encontra principalmente nas pessoas idosas.[8] A superfície cortada é brilhante, ofuscante e gelatinosa. [8]

Carcinoma tubular

Carcinoma tubular

Esta doença é um tipo bem diferenciado de cancro da mama com uma incidência de 2%/[8]) Microscopicamente, a diferenciação tubular é distinta^[2,12,15]) A sobrevivência a longo prazo aproxima-se dos 100% se o carcinoma compreender 90% ou mais da componente tubular[8,10,11].

Carcinoma papilífero

O carcinoma papilífero representa menos de 2% de todos os carcinomas mamários.[8] Tipicamente, a lesão é pequena, raramente ultrapassando 2 a 3 cm de diâmetro.[8] Morfologicamente, estes cancros são bem circunscritos; a diferenciação papilar sob a forma de papilas com caules fibrovasculares bem definidos e epitélio multicamadas pode abrigar células pleomórficas moderadamente [8,10,13,16]

Carcinoma cístico adenoideanoide

Esta lesão é extremamente incomum, representando menos de 0,1 por cento de todos os cancros da mama.[8] É por vezes confundida com o carcinoma cístico adenoideano mais comum das glândulas salivares. As lesões variam em tamanho de 1 a 3 cm de diâmetro e estão perfeitamente confinadas com margens bem definidas.[8] Houve menos de 100 casos registados [13].

Carcinoma de origem lobular

A variante lobular infiltrante tem uma elevada propensão para a bilateralidade, multicentricidade e multifocalidade, com pequenas células características com núcleos arredondados, em núcleos conspícuos, e citoplasma escasso e indistinto.[8] Grosseiramente, as lesões variam desde tumores microscópicos clinicamente inaparentes até aos que substituem toda a mama por uma massa mal definida e algo firme [8,10].

Carcinoma de células escamosas (epidermoide)

A metaplasia dentro do sistema de condutas lactiferosas é uma causa pouco comum de cancro. As metástases ocorrem quase exclusivamente através do sistema linfático, e um quarto dos pacientes têm-nas [8].

Carcinoma inflamatório

O eritema, o peau d'orange, e o sulco de pele estão todos presentes, com ou sem o aparecimento de uma massa palpável.[8,10,11,13] Esta entidade muito rara representa cerca de 3% de todos os cancros mamários. Pode manifestar-se com sintomas semelhantes aos da celulite. A massa tumoral pode ser difusa ou não-definível.[8] A doença progride rapidamente, e mais de três quartos dos doentes têm metástases axilares palpáveis no momento da apresentação.[8] Patologicamente, a linfática subdérmica e os canais vasculares estão infiltrados com focos microscópicos de tumor.[8] A doença progride rapidamente, e mais de três quartos dos doentes têm metástases axilares palpáveis no momento da apresentação/[8])

Breast Cancer Subtype	Definition
Luminal A	ER positive, PR positive, HER2 negative
	Ki-67 index low (defined as <14%)
Luminal B	Luminal B (HER2 negative)
	ER positive, HER2 negative and at one of:
	Ki-67 index high (defined as 14% and above)
	PR negative or low (defined as <20%)
	Luminal B (HER2 positive)
	ER positive, HER2 over-expressed or amplified, any Ki-67 index. Any PR
HER2 over-expressing	HER2 over-expressed or amplified, ER and PR negative
Triple negative	ER and PR negative, HER2 negative

*Reference: Goldhirsch et al 2013 (Reference 16)

Factores prognósticos do cancro da mama

A eficácia da terapia sistémica adjuvante para o cancro da mama em fase inicial tem despertado interesse nas variáveis prognósticas. Os pacientes que terão uma recorrência podem ser escolhidos para a terapia adjuvante sistémica, enquanto aqueles que não terão uma recorrência podem ser poupados à morbilidade de um tratamento ineficaz.

Nos últimos anos, o número de variáveis prognósticas para o cancro da mama tem aumentado. Os patologistas têm sido fundamentais na identificação de muitos indicadores histológicos e imuno-histoquímicos que têm um impacto directo no tratamento e comportamento do cancro da mama.

Os factores prognósticos ajudam a prever o resultado clínico da doença, enquanto que os factores preditivos ajudam a prever a resposta à terapia. Certos factores podem tanto prever como prognosticar. Para ser considerado clinicamente relevante, um indicador de prognóstico deve cumprir os seguintes requisitos: -

- Relevância biológica que foi estabelecida

- A capacidade de distinguir entre doentes de alto risco e doentes de baixo risco

- O ponto de corte certo

- Não demasiado caro

- Implicações de tratamento que são significativas

- O tamanho do tumor e o estado dos gânglios linfáticos são ainda os maiores marcadores de prognóstico provável no cancro da mama.[8,10,11] No entanto, reconhece-se que alguns tumores enormes permanecerão confinados à mama durante décadas, e outros tumores muito pequenos são incuráveis no diagnóstico. Como resultado, o prognóstico de um cancro é determinado pelo seu potencial invasivo e metastático, e não pela sua idade cronológica. [11]

Corrida

Para causas inexplicáveis, as mulheres afro-americanas têm uma taxa de sobrevivência muito mais baixa após terem sido diagnosticadas com cancro da mama. Um estudo de Joseph SA et al.[16] (2000) da Universidade do Norte de Iowa analisou o impacto da raça na sobrevivência do cancro da mama. Temas de 1988 a 1995. Por categoria racial, foram comparadas a idade dos pacientes, a fase do tumor no diagnóstico, histologia do tumor, estado do receptor hormonal, estado da menopausa, e sobrevivência. Os resultados revelaram que, independentemente da influência de outras variáveis preditoras, as mulheres afro-americanas diagnosticadas com cancro da mama tinham um risco consideravelmente mais elevado de morrer de cancro da mama do que as mulheres brancas. Na altura do diagnóstico, as mulheres afro-americanas eram muito mais jovens. Race é um preditor independente da sobrevivência do carcinoma da mama[16].

Ikpatt OF et al.[17] (2002) avaliou a proliferação e prognóstico do material nigeriano sobre o cancro da mama num estudo semelhante na Nigéria. Trezentos casos de cancro da mama invasivo foram incluídos no estudo. Foram utilizadas contagens mitóticas para avaliar a actividade de proliferação. Foi avaliada a importância dos parâmetros prognósticos e a sua relação com outros factores prognósticos. Os seus resultados revelaram que os tumores mamários na Nigéria são malignos de alta qualidade, de alta fase, e de alta proliferação que afectam uma população mais jovem do que nos países ocidentais. [17]

FUNDO DE VITAMINA D

Fontes de Vitamina D

A vitamina D tem a virtude única de poder ser criada endogenamente na pele após exposição solar adequada, especificamente a radiação ultravioleta (UV) B.

Os comprimentos de onda UVB variam de 280 a 315 nm, e embora sejam mais curtos que os comprimentos de onda UVA, são mais nocivos. A radiação UVB faz com que a provitamina D3 (7- desidrocolesterol) na pele se converta espontaneamente em previtamina D3 1 (Holick et al., 1980; MacLaughlin, Anderson, &Holick, 1982). (Wolpowitz& Gilchrest, 2006). [27]

O tempo necessário para a produção máxima de vitamina D depende de vários factores (tanto ecológicos como pessoais); para aqueles com pele altamente exposta ligeiramente pigmentada, este tempo pode ser de apenas 5 minutos e é geralmente atingido em doses suberythemal (antes da vermelhidão da pele) (Wolpowitz& Gilchrest, 2006).).[27]

A quantidade de UVB que penetra na pele é determinada por uma variedade de factores. O ângulo do zénite solar (SZA) - a distância entre o sol e o zénite (um ponto directamente sobre a cabeça) - varia em função da época do ano, da hora do dia, e da localização geográfica. A exposição solar é inversamente proporcional à latitude; é mais elevada no equador e diminui à medida que a latitude aumenta ou diminui. Nos meses de Inverno, não há luz solar suficiente para a pele sintetizar a vitamina D em latitudes mais elevadas (Webb, Kline, &Holick, 1988). Por exemplo, de Novembro a Fevereiro, nenhuma vitamina D é criada pela pele em Boston (42,2°N), e de Outubro a Março em Edmonton (52°N). Altitude, ozono e outros aerossóis são outros factores que afectam a exposição UVB e, portanto, a produção de vitamina D.

As variáveis específicas da pessoa que afectam a produção endógena de vitamina D incluem tempo passado no exterior, hábitos de protecção solar, e cor da pele, além de considerações regionais e radiação UVB ambiente (Webb, 2006). [30] O tempo passado no exterior está geralmente relacionado com uma maior produção de vitamina D, enquanto a produção máxima de vitamina D pode ser atingida em curtos períodos de tempo (Wolpowitz& Gilchrest, 2006)[27] e numerosos curtos períodos de exposição podem aumentar o consumo de vitamina D. A pigmentação da pele (ou seja, mais melanina) funciona como um protector solar natural, e as pessoas com pele mais escura necessitam de mais exposição UVB (por exemplo, mais tempo no exterior) para gerar vitamina D (Matsuoka, Ide, Wortsman, MacLaughlin, &Holick, 1987). Adultos com exposição de todo o corpo a uma dose mínima de eritema (quantidade de tempo necessária para causar o mínimo de vermelhidão cutânea) ou exposição solar diária (tempo desconhecido) tiveram aumentos de soro 25(OH)D equivalentes a doses orais de >10.000 UI de suplementos de vitamina D (Stamp, Haddad, & Twigg, 1977; Holick, 1995).

Os alimentos e suplementos são exemplos de fontes exógenas de vitamina D. A vitamina D encontra-se apenas em alguns alimentos. Peixes gordos, tais como salmão ou cavala, contêm quantidades relativamente elevadas, enquanto outros alimentos, tais como carnes, ovos, e marisco, contêm quantidades relativamente baixas (Calvo, Badejo,& Barton, 2004; Health Canada, 20 07).[33] [34] Além disso, a fortificação com vitamina D de todos os leites fluidos de vaca e margarinas tem sido obrigatória no Canadá desde os anos 70, e a fortificação voluntária ocorreu muito mais cedo (Health Canada, 2005).

Vitamina D e D3 são os dois tipos de vitamina D obtidos a partir de alimentos e suplementos. A vitamina D2 provém de plantas, leveduras e fungos, enquanto que a D3 provém de fontes animais como o peixe (e é idêntica à vitamina D3 produzida na pele). Os dois tipos não se distinguem nas actuais bases de dados de nutrientes (Health Canada, 2007; United States Department of Agriculture, 20 09)[34] . [36]. Os suplementos e a fortificação alimentar podem conter qualquer forma de vitamina D, contudo a maioria dos suplementos contém actualmente vitamina D3. Algumas pesquisas (Armas, Hollis, & Heaney, 2004; Trang et al., 1998), mas não todas (Holick et al., 2008),[39] , mostram que a vitamina D2 pode ser menos fisiologicamente activa do que a D3 e pode não ser tão bem sucedida na manutenção dos níveis de soro 25(OH)D como a D3.

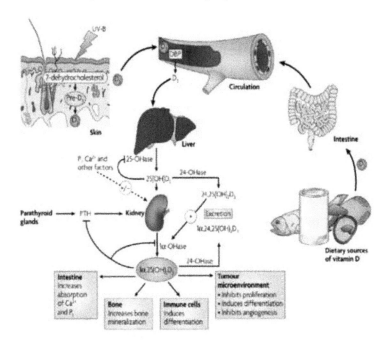

Nature Reviews | Cancer

Acção Biológica da Vitamina D

A vitamina D de todas as fontes não é fisiologicamente activa e deve ser hidroxilada no fígado por 25-hidroxilase (CYP27A1) para criar 25-hidroxivitamina D (25(OH)D) - a forma circulante da vitamina D (Holick, 2003; Schwartz & Blot, 2006).[40,41] Dados limitados sugerem que 25(OH)D3 tem uma maior afinidade de ligação DBP do que 25(OH)D2 (Houghton &Vieth, 2006).[42] É necessária uma segunda hidroxilação para criar a forma fisiologicamente activa da vitamina D: 1,25-dihidroxivitamina D (1,25(OH)2D) 5. A 1-hidroxilase produz 1,25(OH)2D no rim, e a vitamina D regula o metabolismo do cálcio através desta via bem estabelecida, que é vital para a manutenção de ossos saudáveis e para a prevenção de raquitismo em crianças. Muitas células diferentes do corpo podem expressar a enzima 1-hydroxylase e criar localmente

1,25(OH)2D a partir de 25(OH)D (Hewison et al., 2000; Hewison, Zehnder, Bland, & Stewart, 2000; Hewison et al., 2007). [43-46]

1,25(OH)2D é uma hormona lipossolúvel que pode ser armazenada em tecido adiposo e tem tanto actividades endócrinas (controlo do metabolismo do cálcio) como não endócrinas (Holick, 2002). A maioria das células do corpo, incluindo o intestino, osso, rim, cérebro, mama, próstata, cólon, e algumas células imunitárias, foram encontradas como tendo o receptor de vitamina D, que interage com 1,25(OH)2D (Buras et al., 1994; Holick, 2002; Norman, 2008; Stumpf, Sar, Reid, Tanaka, & DeLuca, 1979). [50]

A forma biologicamente activa da vitamina D (1,25(OH)2D) tem uma meia-vida curta (menos de 5 horas) e é altamente controlada, com níveis de circulação de 1,25(OH)2D até 1000 vezes inferiores a 25(OH)D (Holick, 2009).[50] A enzima 24-hidroxilase (CYP24A1) decompõe 1,25(OH)2D a 1,24,25(OH)D. Baixos níveis de vitamina D produzem um aumento dos níveis da hormona paratiróide (PTH), que promove a reabsorção do cálcio dos ossos e a conversão de 25(OH)D para 1,25(OH)D. (tal como revisto em Holick, 2009). Surpreendentemente, quando os níveis de 25(OH)D são baixos, podem ser detectados níveis de soro de 1,25(OH)2D que se encontram na gama alta ou normal. Como resultado, para detectar o estado de vitamina D, 25(OH)D é o biomarcador escolhido (Holick, 2009). [50]

A descoberta de que os receptores de vitamina D (VDR) são encontrados em células de todo o corpo, não apenas nos ossos, intestinos e rins, levou a um corpo de investigação em rápido crescimento que sugere que a vitamina D pode estar ligada a um menor risco de mortalidade por todas as causas (Autier & Gandini, 2007),[51] , algumas doenças auto-imunes (em particular a esclerose múltipla), certos cancros, e outras doenças crónicas (Giovannucci, 2008; Holick, 2007; (Buras et al, 1994; Colston & Hansen, 2002; Deeb, Trump, & Johnson, 2007; Giovannucci, 2005; Holick, 2003; Holick, 2006; Welsh, 2004). [50] Os efeitos anticancerígenos da vitamina D são mediados tanto por mecanismos genómicos (através de VDR) como não genómicos (directos) (Norman, 2008). De acordo com uma revisão recente (Krishnan, Swami, & Feldman, 2010) (52) 1,25(OH)2D inibe o desenvolvimento de células cancerosas da mama por três mecanismos: 1) paragem e diferenciação do ciclo celular, 2) apoptose, e 3) prevenção de invasão e metástase. Além disso, estes investigadores propõem seis mecanismos adicionais envolvendo mediadores anti-inflamatórios que poderiam explicar os efeitos positivos de 1,25(OH)2D na proliferação de células cancerosas da mama, supressão da produção e sinalização de estrogénio, desregulação do receptor de estrogénio e inibição da aromatase (Krishnan et al., 2010). [52]

Ingestão recomendada de vitamina D da Dieta

O Instituto de Medicina, em colaboração com o Ministério da Saúde do Canadá, desenvolve o Dietary Reference Intakes (DRI), que são utilizados no Canadá e nos Estados Unidos. Quando os DRIs foram anunciados em 1995, não foram consideradas provas suficientes para calcular uma Necessidade Média Estimada de Vitamina D baseada na adequação para a saúde ou redução de doenças, pelo que actualmente não existe RDA para a vitamina D. A Ingestão Adequada (IA) é utilizada como nível de referência na sua ausência. Uma IA é a quantidade diária recomendada de nutrientes com base em pessoas saudáveis que são consideradas nutricionalmente adequadas. Para indivíduos com 50, 51-70, e >70 anos de idade, as IAs para vitamina D são de 200 IU/dia, 400 IU/dia, e 600 IU/dia (5, 10 e 15 g/dia) 6, respectivamente. (Institute of Medicine National Academy of Sciences, 2009) O limite superior aceitável (a maior dose em que não se esperam efeitos deletérios se ingerida diariamente) é de 2.000 UI/dia. [50]

2.2.4 Determinantes e nível óptimo de 25(OH)D.

Diz-se que a exposição solar é responsável por mais de 90% do consumo de vitamina D[46] mas há poucos dados que sustentem esta alegação, e não é razoável presumir que todas as pessoas recebem exposição solar adequada durante todo o ano. O verdadeiro papel da dieta versus sol em 25(OH)D não é bem reconhecido. Foram registados níveis baixos de 25(OH)D no Hawaii, uma comunidade com exposição solar substancial durante todo o ano (Binkley et al., 2007);[53] que poderiam ser atribuíveis à genética ou outras características que limitam a produção de vitamina D cutânea. Variáveis relacionadas com a exposição solar e a vitamina D dietética foram ligadas aos níveis séricos em estudos de preditores de 25(OH)D [54]

A idade e a gordura corporal, ambas inversamente relacionadas com os níveis 25(OH)D, são outros preditores bem estabelecidos (Vieth, Ladak, &Walfish, 2003). [55] Como a vitamina D é solúvel em gordura, foi sugerido que a gordura corporal pode sequestrar a vitamina D, resultando em níveis mais baixos de soro 25(OH)D (Harris & Dawson-Hughes, 2007).[56] Contudo, os níveis de vitamina D encontrados no tecido adiposo não são particularmente elevados e a síntese cutânea de vitamina D pode ser afectada pela idade através de um declínio na espessura da pele (Need, Morris, Horowitz, &Nordin, 1993) ou (conforme revisto em Heaney et al., 2009). Outra teoria é que os baixos níveis de vitamina D estão ligados à gordura corporal devido ao aumento da área de superfície ou à confusão pela comida e pelo tempo passado no exterior, mas este último não foi detectado num estudo (Harris & Dawson-Hughes, 2007). Os contraceptivos orais (Harris & Dawson-Hughes, 1998)[56] e a terapia de reposição hormonal foram relatados como estando relacionados com níveis mais baixos de 25(OH)D, enquanto que se descobriu que fumar está associado a níveis maiores de 25(OH)D (Brot, Jorgensen, & Sorensen, 1999). [57]

Para 25(OH)D, não há valores de referência padrão bem estabelecidos. A deficiência de vitamina D foi definida pelo Instituto de Medicina em 1997 como níveis de 25(OH)D inferiores a 27,5 nmol/L. (Institute of Medicine National Academy of Sciences, 2009). A deficiência de vitamina D é agora definida como níveis de soro 25(OH)D inferiores a 50 nmol/L, enquanto que a insuficiência é definida como 50 a 74 nmol/L. (Holick, 2009). Bischoff-Ferrari, 2008; Holick, 2008; Holick, 2009; Vieth, 2006) determinou os níveis ideais de vitamina D como soro 25(OH)D níveis >75 nmol/L.[58] Este nível ideal foi proposto para se adequar às necessidades da via não endócrina (não calcátrópica). Os níveis de 25(OH)D são frequentemente superiores a 130 nmol/L em populações com elevada exposição solar (por exemplo, salva-vidas, trabalhadores agrícolas) (Hollis, 2005). [59]

Revisões e Meta-análises

Nos últimos dez anos foram publicados pelo menos sete artigos de revisão sobre vitamina D e risco de cancro da mama, tendo a maioria concluído que os estudos epidemiológicos apoiam a hipótese de que a ingestão de vitamina D a partir de alimentos ou suplementos, bem como a exposição à luz solar, pode reduzir o risco de cancro da mama (Bertone-Johnson, 2007; Bertone-Johnson, 2009; Colston, 2008; Cui & Rohan, 2006; Lipkin & Newmark, 1999; Perez-Lopez et al., 2009; Rohan, 2007). [60] No entanto, cada uma destas avaliações revelou contradições na literatura e revelou áreas que merecem ser mais exploradas. Uma meta-análise de estudos não encontrou qualquer ligação global entre 2,5 nanomoles por litro (nmol/l) = 1 nanogramas/militro (ng/ml) 19vitaminas D da dieta e suplementos e risco de cancro da mama (RR reunido = 0,98, intervalo de confiança de 95 por cento: 0.93-1,03), mas foi encontrada uma ligação significativa quando as doses de 400 lU/dia foram comparadas com 150 lU/dia (RR agrupado = 0,92, intervalo de confiança de 95 por cento: 0,87 (Gissel, Rejnmark, Mosekilde, & Vestergaard, 2008). Embora uma revisão do grupo de trabalho do IARC tenha concluído que não havia provas suficientes de uma relação causal entre 25(OH)D e o risco de cancro da mama, os resultados das suas metanálises de cinco estudos sugeriram uma relação inversa, embora não fosse estatisticamente significativa; para cada 25 nmol/L de aumento em 25(OH)D (como variável contínua), o RR agrupado foi de 0,85 (95% CI: 0,71-1,02), e ao comparar as categorias mais altas com as mais baixas (pontos de corte não fornecidos) (IARC, 2008). Contudo, houve uma heterogeneidade significativa (p0,001) quando os ensaios prospectivos e de pós-diagnóstico foram agrupados.

Study details 1st author, yr	N cases/ N controls	25 (OH)D cutpoints for comparison in nmol/L1	OR (95% CI)	Significance
Case-control studies (post-diagnosis 25(OH)D)				
Abbas 2008 [60]	1394/1365 Postmenopausal only	>75 vs <30	0.31 (0.24-0.42)	Significant
Abbas 2009	289/595 Premenopausal only	≥60 vs <30	0.45 (0.29-0.70)	Significant
Crew 2009 (61)	1026/1075	>100 vs<50	0.56 (0.41-0.78) Premenopausal: 0.83 (0.36-1.30) Postmenopausal: 0.46 (0.09-0.83)	Significant
Janowsky 1999 (62)	156/184	Not provided	No association (data not provided)	Significant
Lowe 2005 (63)	179/179	<50 vs >150	5.83 (2.31-14.7) (reciprocal = 0.17)2	Significant

Nested case-control (pre-diagnosis 25(OH)D)				
Bertone-Johnson 2005 Nurses' Health Study (64)	701/ 724	≥100 vs. ≤50	0.73 (0.49-1.07) Age 60: 0.57 (0.31-1.04)	Significant
Chlebowski 2007 Women's Health Initiative	1067/1067 Postmenopausal only	<32.4 vs >67.6	1.22 (0.89-1.67) (reciprocal = 0.82)2	Significant
Freedman 2008 PLCO (66)	1005/1005 Postmenopausal only	≥84.25 vs <45.75	1.04 (0.75-1.45)	Significant
McCullough 2009 (67)	516/516 Postmenopausal only	≥75 vs <50	0.86 (0.59-1.26)	Significant
s	142/420	>84 vs <60	0.52 (0.32-0.85) Premencpausal: 0.38 (0.15-0.97) Postmenopausal: 0.71 (0.38-1.30)	Significant

Estudos de coorte

McCullough et al., 2005; Millen et al., 2009; Robien, Cutler, & Lazovich, 2007; Shin et al., 2002), bem como um estudo de coorte sueco (Kuper et al., 2009). Apesar dos diferentes níveis e populações de vitamina D, todos estes estudos, com excepção de um (Kuper et al., 2009), encontraram algumas relações inversas entre a vitamina D e o risco de cancro da mama. Nenhum dos estudos, contudo, encontrou consistentemente relações inversas significativas para todas as fontes de ingestão de vitamina D examinadas ou entre todas as mulheres. Alguns estudos encontraram estimativas globais de risco que sugeriam uma relação adversa (por exemplo, HR1.0), mas não eram estatisticamente significativas para todas as medidas de vitamina D. Outros estudos (McCullough et al., 2005)[67] revelaram relações estatisticamente significativas consistentes com a teoria da vitamina D para o tempo passado ao ar livre ou variáveis dietéticas apenas entre mulheres na pré-menopausa ou mulheres que residem em estados com baixo teor de vitamina D. Apenas dois estudos reportaram estimativas de efeito na direcção oposta da direcção esperada: um sugeriu que a vitamina D dietética pode estar associada ao aumento do risco de cancro da mama (não estatisticamente significativo) entre mulheres na pós-menopausa mas não na pré-menopausa (Lin et al., 2007); o outro reportou que a baixa radiação solar estava significativamente associada à redução do risco de cancro da mama em mulheres na pós-menopausa mas reportou estimativas de efeito que eram consistentes com a hipótese f de vitamina D (Millen et al., 2009). [69]

Os estudos de coorte têm a vantagem de poder estabelecer a temporalidade; a exposição é avaliada antes de o resultado acontecer. O período médio de seguimento variou entre cerca de 10 anos (McCullough et al., 2005; Millen et al., 2009)[67][69] a 18 anos ou mais. Num estudo, a associação entre a vitamina D total e o risco de cancro da mama foi mais forte e estatisticamente significativa quando a análise foi restringida a 5 anos a partir da linha de base (RR = 0,66; 95% CI: 0,46-0,94) (Robien et al., 2007) criada especialmente para a vitamina D; assim, não foram utilizadas medidas completas de vitamina D de todas as fontes, acrescentando a possibilidade de erro de medição não-diferencial, o que tipicamente, mas nem sempre, distorce os resultados no sentido de serem nulos.

Apenas três estudos incluíram medições de vitamina D de alimentos, multivitaminas e suplementos de vitamina D de produto único (Robien et al., 2007)[70], enquanto os restantes estudos incluíram apenas alimentos e multivitaminas (Kuper et al.,2009; Lin et al., 2007; McCullough et al., 2005)[67]. Os maiores níveis de ingestão de vitamina D variavam entre cerca de 200 IU por dia e cerca de 400 IU por dia.[67][70]

Os estudos com cortes superiores de apenas _200 UI/dia não foram, sem surpresa, significativamente associados ao risco de cancro da mama com estimativas de risco apenas ligeiramente inferiores a 1,0 (John et al., 1999; Kuper et al., 2009)n a mais de 700 ou 800 UI/dia para ingestão total (Robien et al., 2007; McCullough et al., 2005). [71]. Apesar de o estudo com a categoria de ingestão mais elevada (_800 UI/dia) não ter sido significativo, a estimativa de risco para os alimentos foi de 0,55 com um intervalo de confiança de 95% de 0,24 a 1,22 (Robien et al., 2007), indicando um possível risco reduzido; contudo, apesar do grande intervalo de confiança, o tamanho da amostra foi bastante grande com 34.321 mulheres e 2.440 casos. Verificou-se que >500 IU/dia entre mulheres exclusivamente na pré-menopausa e >300 IU/dia entre mulheres que vivem em estados com baixa exposição aos raios UV tinham relações inversas significativas (ou limite significativo onde o limite superior de 95 por cento CI é igual a 1,00). (McCullough et al., 2005). [67]

Apenas três estudos utilizaram qualquer medida de exposição à luz solar como proxy da exposição à vitamina D, e foram avaliadas várias variáveis: medidas de nível ecológico da radiação solar ou ultravioleta (John et al., 1999; Millen et al., 2009),[69] variáveis associadas às queimaduras solares/danos da pele (John et al., 1999; Kuper et al., 2009)[71] e tempo passado ao ar livre (John et al., 1999; Millen et al., 2009[72]. Apenas um estudo investigou o efeito combinado da dieta e da luz solar comparando a ameasura do sol alto versus baixo e a dieta Há algumas evidências de uma interacção entre a dieta e a luz solar (McCullough et al., 2005), mas esta não foi encontrada noutros locais (Millen et al., 2009) [72]

Estudos de Caso-Controlo

Foram avaliadas várias medidas de vitamina D dietéticas e de luz solar, e a maioria dos resultados de estudos de caso-controlo sugerem uma associação inversa entre a vitamina D e o risco de cancro da mama, embora nem todas as estimativas de efeito fossem estatisticamente significativas (Abbas, Linseisen, & Chang- Claude, 2007; John, Schwartz, Koo, Wang, & Ingles, 2007; Knight, Lesosky, Barnet, Raboud, &Vieth, 2007; Rossi et al., 2009). A ingestão de vitamina D de _400 UI/dia apenas de alimentos foi associada a uma redução de 50% no risco de cancro da mama numa população alemã[60], e a ingestão de >190 UI/dia foi associada a uma redução de 64% no risco entre as mulheres que vivem no Sul de Itália (Rossi et al., 2009); no entanto, a associação foi atenuada e não significativa entre as mulheres que vivem no Norte de Itália [73].

Knight et al(Knight .'s et al., 2007)[74] estudo[74] é o estudo de caso-controlo mais abrangente porque incluiu uma vasta gama de medidas de vitamina D (incluindo alimentos ricos em vitamina D, multivitaminas, suplementos, e óleo de fígado de bacalhau, bem como medidas de exposição solar) em três fases diferentes da vida e é o único estudo canadiano anterior. Embora a ingestão global de vitamina D de alimentos ou suplementos não tenha sido examinada, verificou-se que alimentos específicos (tais como leite e salmão) e suplementos, tais como óleo de fígado de bacalhau, estavam relacionados com um risco mais baixo de cancro da mama. Foram também avaliadas várias medidas de exposição solar que podem ser relevantes para a produção de vitamina D, e a maioria delas estavam ligadas a um risco mais baixo de cancro da mama, apoiando a teoria da vitamina D. O quarto estudo de controlo de casos foi realizado na Califórnia e incluiu um índice de exposição solar (derivado da pigmentação cutânea facultativa (exposta ao sol) e constitutiva (habitual) medida por reflectometria), actividade ao ar livre vitalícia, e medições de raça/etnicidade (John et al., 2007). Estas medidas solares podem não ser específicas do potencial gerador de vitamina D, mas entre as mulheres de pele clara, um elevado índice de exposição solar estava ligado a um risco 50% mais baixo de cancro da mama avançado (mas não localizado) (John et al., 2007). [75]

Há dois outros pequenos (300 casos) hospitais (Levi, Pasche, Lucchini, & La Vecchia, 2001)[76] ou estudos baseados no rastreio (Simard, Vobecky, &Vobecky, 1991)[77] que ambos relataram associações positivas entre a vitamina D apenas dos alimentos e o risco de cancro da mama, mas estes estudos não fornecem dados suficientes para interpretação. Os valores de ingestão de vitamina D são improváveis - os valores medianos para os tertiles mais altos e mais baixos foram de 2,7 e 1,4 miligramas/dia (OR = 1,39; 95% CI: 1,01, 1,92) em Levi et alstudy, .'s que analisaram uma variedade de micronutrientes, não apenas a vitamina D. (as unidades habituais para a vitamina D são microgramas). Simard et al. apenas forneceram dados descritivos (sem tamanho de impacto ou significado estatístico - a partir dos dados em bruto, um OR não corrigido de 2,78 poderia ser estimado ao comparar >200 lU/dia a 50 lU/dia).

A possibilidade de enviesamento de recordação representa um perigo para a validade da investigação de controlo de casos. Como resultado, os estudos de caso-controlo são frequentemente considerados inferiores aos estudos de coorte. No caso da ingestão de vitamina D, contudo, não há razão para acreditar que os sujeitos recordem de forma diferente a sua ingestão alimentar de alimentos ricos em vitamina D ou a exposição solar [77]

Factores que Podem Influenciar ou Modificar a Associação de Vitamina D e Breast Cancer

Cálcio

A forma activa da vitamina D rege a absorção do cálcio, e o cálcio também desempenha uma função no metabolismo da vitamina D (Heaney, 2008). Como resultado, a interacção entre o cálcio e a vitamina D pode ser crucial para o risco de cancro da mama (Heaney, 2008). Além disso, como a vitamina D e o cálcio são encontrados em alguns dos mesmos alimentos (por exemplo, leite fortificado com vitamina D e produtos lácteos fabricados com leite fortificado), é difícil separar os dois efeitos na investigação dietética. O cálcio parece ter características anticarcinogénicas em investigações animais e in vitro, incluindo a regulação da diferenciação celular, proliferação e apoptose (Carroll, Jacobson, Eckel, & Newmark, 1991; Khan et al., 1994; McGrath & Soule, 1984; Sergeev, 2004; Whitfield, Boynton, MacManus, Sikorska, & Tsang, 1979; Xue, Lipkin, Newmark, & Wang, 1999). Como resultado, é fundamental compreender os papéis distintos do cálcio e da vitamina D. (conforme revisto por Cui & Rohan, 2006; Heaney, 2008). [79]

As provas epidemiológicas não indicam significativamente uma relação inversa entre o cálcio, ou mais amplamente os produtos lácteos, e o risco de cancro da mama (conforme revisto por Al Sarakbi et al., 2005; Bissonauth et al., 2008; Cui & Rohan, 2006; Larsson, Bergkvist, &Wolk, 2009; Moorman & Terry, 2004; Parodi, 2005). Como mencionado anteriormente, Lappe et al. conduziram um ensaio com todos os cancros que incluiu um braço só de cálcio, que demonstrou associações inversas de igual magnitude mas sem significado quando comparado com cálcio mais vitamina D. (Lappe et al., 2007). O ensaio WHI incluiu apenas um grupo de cálcio e vitamina D, e os nutrientes combinados não tiveram efeito protector (Chlebowski et al., 2008). Estudos de coorte prospectivos recentes descobriram uma relação inversa entre a incidência de cancro da mama e o cálcio sérico em mulheres com IMC 25 (Almquist, Manjer, Bondeson, &Bondeson, 2007), bem como a ingestão de cálcio dietético tanto em mulheres na pré-menopausa como na pós-menopausa (mais forte em mulheres na pré-menopausa) (Almquist, Manjer, Bondeson, & Bondeson, 2007 [80])

A ligação entre cálcio e vitamina D só foi estudada em alguns estudos de observação do risco de cancro da mama e da vitamina D (Abbas et al., 2007; Lin et al., 2007; Shin et al., 2002). [60] Os resultados sugerem ou nenhuma interacção (Abbas et al., 2007; Shin et al., 2002) ou uma interacção pós-menopausa específica da mulher (Lin et al., 2007), com uma relação inversa entre o risco de cancro da mama e o cálcio reportada apenas na categoria de maior consumo de vitamina D. Três outras investigações incluíram medições de vitamina D e cálcio, mas não relataram a interacção (John et al., 1999; McCullough et al., 2005; Robien et al., 2007). É necessária mais investigação sobre as ligações combinadas e independentes entre o cálcio e a vitamina D e o risco de cancro da mama.
(67-79)

A forma activa da vitamina D rege a absorção do cálcio, e o cálcio também desempenha uma função no metabolismo da vitamina D (Heaney, 2008). Como resultado, a interacção entre o cálcio e a vitamina D pode ser crucial para o risco de cancro da mama (Heaney, 2008). Além disso, como a vitamina D e o cálcio são encontrados em alguns dos mesmos alimentos (por exemplo, leite fortificado com vitamina D e produtos lácteos fabricados com leite fortificado), é difícil separar os dois efeitos na investigação dietética. O cálcio parece ter características anticarcinogénicas em investigações animais e in vitro, incluindo a regulação da diferenciação celular, proliferação e apoptose (Carroll, Jacobson, Eckel, & Newmark, 1991; Khan et al., 1994; McGrath & Soule, 1984; Sergeev, 2004; Whitfield, Boynton, MacManus, Sikorska, & Tsang, 1979; Xue, Lipkin, Newmark, & Wang, 1999). Como resultado, é fundamental compreender os papéis distintos do cálcio e da vitamina D. (conforme revisto por Cui & Rohan, 2006; Heaney, 2008). [79]

As provas epidemiológicas não indicam significativamente uma relação inversa entre o cálcio, ou mais amplamente os produtos lácteos, e o risco de cancro da mama (conforme revisto por Al Sarakbi et al., 2005; Bissonauth et al., 2008; Cui & Rohan, 2006; Larsson, Bergkvist, &Wolk, 2009; Moorman & Terry, 2004; Parodi, 2005). Como mencionado anteriormente, Lappe et al. conduziram um ensaio com todos os cancros que incluía um braço só de cálcio, que demonstrou associações inversas de igual magnitude mas sem significado quando comparado com cálcio mais vitamina D. (Lappe et al., 2007). O ensaio WHI incluiu apenas um grupo de cálcio e vitamina D, e os nutrientes combinados não tiveram efeito protector (Chlebowski et al., 2008). Estudos de coorte prospectivos recentes descobriram uma relação inversa entre a incidência de cancro da mama e o cálcio sérico em mulheres pré e pós-menopausadas com IMC 25 (Almquist, Manjer, Bondeson, &Bondeson, 2007), bem como a ingestão de cálcio dietético em mulheres pré e pós-menopausadas (mais forte em mulheres pré-menopausadas) (Almquist, Manjer, Bondeson, & Bondeson, 2007 [80]

A ligação entre cálcio e vitamina D só foi estudada em alguns estudos de observação do risco de cancro da mama e da vitamina D (Abbas et al., 2007; Lin et al., 2007; Shin et al., 2002). [60] Os resultados sugerem ou nenhuma interacção (Abbas et al., 2007; Shin et al., 2002) ou uma interacção pós-menopausa específica da mulher (Lin et al., 2007), com uma relação inversa entre o risco de cancro da mama e o cálcio reportada apenas na categoria de maior consumo de vitamina D. Três outras investigações incluíram medições de vitamina D e cálcio, mas não relataram a interacção (John et al., 1999; McCullough et al., 2005; Robien et al., 2007). É necessária mais investigação sobre as ligações combinadas e independentes entre o cálcio e a vitamina D e o risco de cancro da mama.
[67-79]

A forma activa da vitamina D rege a absorção do cálcio, e o cálcio também desempenha uma função no metabolismo da vitamina D (Heaney, 2008). Como resultado, a interacção entre o cálcio e a vitamina D pode ser crucial para o risco de cancro da mama (Heaney, 2008). Além disso, como a vitamina D e o cálcio são encontrados em alguns dos mesmos alimentos (por exemplo, leite fortificado com vitamina D e produtos lácteos fabricados com leite fortificado), é difícil separar os dois efeitos na investigação dietética. O cálcio parece ter características anticarcinogénicas em investigações animais e in vitro, incluindo a regulação da diferenciação celular, proliferação e apoptose (Carroll, Jacobson, Eckel, & Newmark, 1991; Khan et al., 1994; McGrath & Soule, 1984; Sergeev, 2004; Whitfield, Boynton, MacManus, Sikorska, & Tsang, 1979; Xue, Lipkin, Newmark, & Wang, 1999). Como resultado, é fundamental compreender os papéis distintos do cálcio e da vitamina D. (conforme revisto por Cui & Rohan, 2006; Heaney, 2008). [79]

As provas epidemiológicas não indicam significativamente uma relação inversa entre o cálcio, ou mais amplamente os produtos lácteos, e o risco de cancro da mama (tal como revisto por Al

Sarakbi et al., 2005; Bissonauth et al., 2008; Cui & Rohan, 2006; Larsson, Bergkvist, &Wolk, 2009; Moorman & Terry, 2004; Parodi, 2005). Como mencionado anteriormente, Lappe et al. conduziram um ensaio com todos os cancros que incluía um braço só de cálcio, que demonstrou associações inversas de igual magnitude mas sem significado quando comparado com cálcio mais vitamina D. (Lappe et al., 2007). O ensaio WHI incluiu apenas um grupo de cálcio e vitamina D, e os nutrientes combinados não tiveram efeito protector (Chlebowski et al., 2008). Estudos de coorte prospectivos recentes descobriram uma relação inversa entre a incidência de cancro da mama e o cálcio sérico em mulheres pré e pós-menopausadas com IMC 25 (Almquist, Manjer, Bondeson, &Bondeson, 2007), bem como a ingestão de cálcio dietético em mulheres pré e pós-menopausadas (mais forte em mulheres pré-menopausadas) (Almquist, Manjer, Bondeson, & Bondeson, 2007 [80]

A ligação entre cálcio e vitamina D só foi estudada em alguns estudos de observação do risco de cancro da mama e da vitamina D (Abbas et al., 2007; Lin et al., 2007; Shin et al., 2002). [60] Os resultados sugerem ou nenhuma interacção (Abbas et al., 2007; Shin et al., 2002) ou uma interacção pós-menopausa específica da mulher (Lin et al., 2007), com uma relação inversa entre o risco de cancro da mama e o cálcio reportada apenas na categoria de maior consumo de vitamina D. Três outras investigações incluíram medições de vitamina D e cálcio, mas não relataram a interacção (John et al., 1999; McCullough et al., 2005; Robien et al., 2007). É necessária mais investigação sobre as ligações combinadas e independentes entre o cálcio e a vitamina D e o risco de cancro da mama. [67-79]

A forma activa da vitamina D rege a absorção do cálcio, e o cálcio também desempenha uma função no metabolismo da vitamina D (Heaney, 2008). Como resultado, a interacção entre o cálcio e a vitamina D pode ser crucial para o risco de cancro da mama (Heaney, 2008). Além disso, como a vitamina D e o cálcio são encontrados em alguns dos mesmos alimentos (por exemplo, leite fortificado com vitamina D e produtos lácteos fabricados com leite fortificado), é difícil separar os dois efeitos na investigação dietética. O cálcio parece ter características anticarcinogénicas em investigações animais e in vitro, incluindo a regulação da diferenciação celular, proliferação e apoptose (Carroll, Jacobson, Eckel, & Newmark, 1991; Khan et al., 1994; McGrath & Soule, 1984; Sergeev, 2004; Whitfield, Boynton, MacManus, Sikorska, & Tsang, 1979; Xue, Lipkin, Newmark, & Wang, 1999). Como resultado, é fundamental compreender os papéis distintos do cálcio e da vitamina D. (conforme revisto por Cui & Rohan, 2006; Heaney, 2008). [79]

As provas epidemiológicas não indicam significativamente uma relação inversa entre o cálcio, ou mais amplamente os produtos lácteos, e o risco de cancro da mama (conforme revisto por Al Sarakbi et al., 2005; Bissonauth et al., 2008; Cui & Rohan, 2006; Larsson, Bergkvist, &Wolk, 2009; Moorman & Terry, 2004; Parodi, 2005). Como mencionado anteriormente, Lappe et al. conduziram um ensaio com todos os cancros que incluiu um braço só de cálcio, que demonstrou associações inversas de igual magnitude mas sem significado quando comparado com cálcio mais vitamina D. (Lappe et al., 2007). O ensaio WHI incluiu apenas um grupo de cálcio e vitamina D, e os nutrientes combinados não tiveram efeito protector (Chlebowski et al., 2008). Estudos de coorte prospectivos recentes descobriram uma relação inversa entre a incidência de cancro da mama e o cálcio sérico em mulheres pré e pós-menopausadas com IMC 25 (Almquist, Manjer, Bondeson, &Bondeson, 2007), bem como a ingestão de cálcio dietético em mulheres pré e pós-menopausadas (mais forte em mulheres pré-menopausadas) (Almquist, Manjer, Bondeson, & Bondeson, 2007 [80]

A ligação entre cálcio e vitamina D só foi estudada em alguns estudos de observação do risco de cancro da mama e da vitamina D (Abbas et al., 2007; Lin et al., 2007; Shin et al., 2002). [60] Os resultados sugerem ou nenhuma interacção (Abbas et al., 2007; Shin et al., 2002) ou uma interacção pós-menopausa específica da mulher (Lin et al., 2007), com uma relação inversa entre o risco de cancro da mama e o cálcio reportada apenas na categoria de maior consumo de vitamina D. Três outras investigações incluíram medições de vitamina D e cálcio, mas não relataram a interacção (John et al., 1999; McCullough et al., 2005; Robien et al., 2007). É necessária mais investigação sobre as ligações combinadas e independentes entre o cálcio e a vitamina D e o risco de cancro da mama.

(67-79)

A forma activa da vitamina D rege a absorção do cálcio, e o cálcio também desempenha uma função no metabolismo da vitamina D (Heaney, 2008). Como resultado, a interacção entre o cálcio e a vitamina D pode ser crucial para o risco de cancro da mama (Heaney, 2008). Além disso, como a vitamina D e o cálcio são encontrados em alguns dos mesmos alimentos (por exemplo, leite fortificado com vitamina D e produtos lácteos fabricados com leite fortificado), é difícil separar os dois efeitos na investigação dietética. O cálcio parece ter características anticarcinogénicas em investigações animais e in vitro, incluindo a regulação da diferenciação celular, proliferação e apoptose (Carroll, Jacobson, Eckel, & Newmark, 1991; Khan et al., 1994; McGrath & Soule, 1984; Sergeev, 2004; Whitfield, Boynton, MacManus, Sikorska, & Tsang, 1979; Xue, Lipkin, Newmark, & Wang, 1999). Como resultado, é fundamental compreender os papéis distintos do cálcio e da vitamina D. (conforme revisto por Cui & Rohan, 2006; Heaney, 2008). [79]

As provas epidemiológicas não indicam significativamente uma relação inversa entre o cálcio, ou mais amplamente os produtos lácteos, e o risco de cancro da mama (conforme revisto por Al Sarakbi et al., 2005; Bissonauth et al., 2008; Cui & Rohan, 2006; Larsson, Bergkvist, &Wolk, 2009; Moorman & Terry, 2004; Parodi, 2005). Como mencionado anteriormente, Lappe et al. conduziram um ensaio com todos os cancros que incluiu um braço só de cálcio, que demonstrou associações inversas de igual magnitude mas sem significado quando comparado com cálcio mais vitamina D. (Lappe et al., 2007). O ensaio WHI incluiu apenas um grupo de cálcio e vitamina D, e os nutrientes combinados não tiveram efeito protector (Chlebowski et al., 2008). Estudos de coorte prospectivos recentes descobriram uma relação inversa entre a incidência de cancro da mama e o cálcio sérico em mulheres com IMC 25 (Almquist, Manjer, Bondeson, &Bondeson, 2007), bem como a ingestão de cálcio dietético tanto em mulheres na pré-menopausa como na pós-menopausa (mais forte em mulheres na pré-menopausa) (Almquist, Manjer, Bondeson, & Bondeson, 2007 [80]

A ligação entre cálcio e vitamina D só foi estudada em alguns estudos de observação do risco de cancro da mama e da vitamina D (Abbas et al., 2007; Lin et al., 2007; Shin et al.,

2002). [60] Os resultados sugerem ou nenhuma interacção (Abbas et al., 2007; Shin et al., 2002) ou uma interacção pós-menopausa específica da mulher (Lin et al., 2007), com uma relação inversa entre o risco de cancro da mama e o cálcio reportada apenas na categoria de maior consumo de vitamina D. Três outras investigações incluíram medições de vitamina D e cálcio, mas não relataram a interacção (John et al., 1999; McCullough et al., 2005; Robien et al., 2007). É necessária mais investigação sobre as ligações combinadas e independentes entre o cálcio e a vitamina D e o risco de cancro da mama. [67-79]

A forma activa da vitamina D rege a absorção do cálcio, e o cálcio também desempenha uma função no metabolismo da vitamina D (Heaney, 2008). Como resultado, a interacção entre o cálcio e a vitamina D pode ser crucial para o risco de cancro da mama (Heaney, 2008). Além disso, como a vitamina D e o cálcio são encontrados em alguns dos mesmos alimentos (por exemplo, leite fortificado com vitamina D e produtos lácteos fabricados com leite fortificado), é difícil separar os dois efeitos na investigação dietética. O cálcio parece ter características anticarcinogénicas em investigações animais e in vitro, incluindo a regulação da diferenciação celular, proliferação e apoptose (Carroll, Jacobson, Eckel, & Newmark, 1991; Khan et al., 1994; McGrath & Soule, 1984; Sergeev, 2004; Whitfield, Boynton, MacManus, Sikorska, & Tsang, 1979; Xue, Lipkin, Newmark, & Wang, 1999). Como resultado, é fundamental compreender os papéis separados do cálcio e da vitamina D. (conforme revisto por Cui & Rohan, 2006; Heaney, 2008). [79]

As provas epidemiológicas não indicam significativamente uma relação inversa entre o cálcio, ou mais amplamente os produtos lácteos, e o risco de cancro da mama (conforme revisto por Al Sarakbi et al., 2005; Bissonauth et al., 2008; Cui & Rohan, 2006; Larsson, Bergkvist, &Wolk, 2009; Moorman & Terry, 2004; Parodi, 2005). Como mencionado anteriormente, Lappe et al. conduziram um ensaio com todos os cancros que incluiu um braço só de cálcio, que demonstrou associações inversas de igual magnitude mas sem significado quando comparado com cálcio mais vitamina D. (Lappe et al., 2007). O ensaio WHI incluiu apenas um grupo de cálcio e vitamina D, e os nutrientes combinados não tiveram efeito protector (Chlebowski et al., 2008). Estudos de coorte prospectivos recentes descobriram uma relação inversa entre a incidência de cancro da mama e o cálcio sérico em mulheres pré e pós-menopausadas com IMC 25 (Almquist, Manjer, Bondeson, &Bondeson, 2007), bem como a ingestão de cálcio dietético em mulheres pré e pós-menopausadas (mais forte em mulheres pré-menopausadas) (Almquist, Manjer, Bondeson, & Bondeson, 2007 [80]

A ligação entre cálcio e vitamina D só foi estudada em alguns estudos de observação do risco de cancro da mama e da vitamina D (Abbas et al., 2007; Lin et al., 2007; Shin et al., 2002). [60] Os resultados sugerem ou nenhuma interacção (Abbas et al., 2007; Shin et al., 2002) ou uma interacção pós-menopausa específica da mulher (Lin et al., 2007), com uma relação inversa entre o risco de cancro da mama e o cálcio reportada apenas na categoria de maior consumo de vitamina D. Três outras investigações incluíram medições de vitamina D e cálcio, mas não relataram a interacção (John et al., 1999; McCullough et al., 2005; Robien et al., 2007). É necessária mais investigação sobre as ligações combinadas e independentes entre o cálcio e a vitamina D e o risco de cancro da mama. [67-79]

A forma activa da vitamina D rege a absorção do cálcio, e o cálcio também desempenha uma função no metabolismo da vitamina D (Heaney, 2008). Como resultado, a interacção entre o cálcio e a vitamina D pode ser crucial para o risco de cancro da mama (Heaney, 2008). Além disso, como a vitamina D e o cálcio são encontrados em alguns dos mesmos alimentos (por exemplo, leite fortificado com vitamina D e produtos lácteos fabricados com leite fortificado), é difícil separar os dois efeitos na investigação dietética. O cálcio parece ter características anticarcinogénicas em investigações animais e in vitro, incluindo a regulação da diferenciação celular, proliferação e apoptose (Carroll, Jacobson, Eckel, & Newmark, 1991; Khan et al., 1994; McGrath & Soule, 1984; Sergeev, 2004; Whitfield, Boynton, MacManus, Sikorska, & Tsang, 1979; Xue, Lipkin, Newmark, & Wang, 1999). Como resultado, é fundamental compreender os papéis separados do cálcio e da vitamina D. (conforme revisto por Cui & Rohan, 2006; Heaney, 2008). [79]

As provas epidemiológicas não indicam significativamente uma relação inversa entre o cálcio, ou mais amplamente os produtos lácteos, e o risco de cancro da mama (conforme revisto por Al Sarakbi et al., 2005; Bissonauth et al., 2008; Cui & Rohan, 2006; Larsson,

Bergkvist, &Wolk, 2009; Moorman & Terry, 2004; Parodi, 2005). Como mencionado anteriormente, Lappe et al. conduziram um ensaio com todos os cancros que incluía um braço só de cálcio, que demonstrou associações inversas de igual magnitude mas sem significado quando comparado com cálcio mais vitamina D. (Lappe et al., 2007). O ensaio WHI incluiu apenas um grupo de cálcio e vitamina D, e os nutrientes combinados não tiveram efeito protector (Chlebowski et al., 2008). Estudos de coorte prospectivos recentes descobriram uma relação inversa entre a incidência de cancro da mama e o cálcio sérico em mulheres pré e pós-menopausadas com IMC 25 (Almquist, Manjer, Bondeson, &Bondeson, 2007), bem como a ingestão de cálcio dietético em mulheres pré e pós-menopausadas (mais forte em mulheres pré-menopausadas) (Almquist, Manjer, Bondeson, & Bondeson, 2007 [80])

A ligação entre cálcio e vitamina D só foi estudada em alguns estudos de observação do risco de cancro da mama e da vitamina D (Abbas et al., 2007; Lin et al., 2007; Shin et al., 2002). [60] Os resultados sugerem ou nenhuma interacção (Abbas et al., 2007; Shin et al., 2002) ou uma interacção pós-menopausa específica da mulher (Lin et al., 2007), com uma relação inversa entre o risco de cancro da mama e o cálcio reportada apenas na categoria de maior consumo de vitamina D. Três outras investigações incluíram medições de vitamina D e cálcio, mas não relataram a interacção (John et al., 1999; McCullough et al., 2005; Robien et al., 2007). É necessária mais investigação sobre as ligações combinadas e independentes entre o cálcio e a vitamina D e o risco de cancro da mama. [67-79]

Calendário de Exposição à Vitamina D

A maioria dos estudos de caso-controlo e de coorte discutidos acima centrou-se na exposição recente durante a idade adulta; apenas algumas poucas investigações analisaram a ingestão de vitamina D mais cedo na vida. O mais abrangente destes estudos (Knight et al., 2007)[74] encontrou as associações mais fortes para as medidas de vitamina D na idade de 10-19 anos (por exemplo, exposição solar (OR = 0,65; 95 por cento CI: 0,50-0,85), uso de óleo de fígado de bacalhau (OR = 0,76; 95 por cento CI: 0,62-0,92), e consumo de leite (OR = 0,62; 95 por cento CI, 0,45-0,86)). A vitamina D tinha ligações mais fracas entre os 20 e 29 anos de idade, e nenhuma associação entre os 45 e 54 anos. As queimaduras solares, as férias de banho de sol, e o uso de solário durante a faixa etária dos 10-19 anos, ou qualquer faixa etária posterior, não estavam associados ao risco de cancro da mama (Kuper et al., 2009).[71] Em termos de vitamina D dietética, dois estudos anteriores que analisaram uma variedade de micronutrientes não encontraram qualquer ligação entre o risco de cancro da mama em adultos e a ingestão de vitamina D dos alimentos durante a adolescência (Shin et al., 2002). [81]

Para além da exposição precoce e do risco de cancro da mama em adultos, a relação entre a vitamina D dietética e o risco de cancro da mama pode (Lin et al., 2007; Shin et al., 2002)[81] ou não (Knight et al., 2007; Rossi et al., 2009)[74][73] variar em função do estado da menopausa (Knight et al., 2007; Rossi et al., 2009)[74][73] diferem por meno Muitos estudos apenas analisaram as mulheres na menopausa, e não foram capazes de ver se o estado da menopausa afecta a ligação entre a vitamina D e o risco de cancro da mama (Robien et al., 2007; Millen et al., 2009; McCullough et al., Chlebowski et al., 2007; Freedman, et al., 2008; McCullough, et al., 2009). [67][69][70][65][66] Um destes estudos de coorte só encontrou associações inversas significativas quando as análises foram restringidas a 5 anos a partir da linha de base (Robien et al., 2007), e os autores especulam que a exposição a uma classificação errada pode aumentar com o tempo desde a linha de base; em alternativa, a ingestão recente de vitamina D pode influenciar o desenvolvimento do cancro. [70]

Estado do Receptor Hormonal (ER/PR)

Alguns estudos sobre o risco de vitamina D e cancro da mama encontraram diferenças pelo estado dos receptores hormonais (ER/PR) (Lin et al., 2007; McCullough et al., 2005; Robien et al., 2007), mas não todos (Blackmore et al., 2008),[82] Entre os estudos que identificaram diferenças, os resultados foram inconsistentes. Foram encontradas associações inversas significativas entre a vitamina D total da dieta e o risco de cancro da mama em mulheres na pré-menopausa, tanto para casos de cancro da mama positivos de ER como de PR; não foram encontradas diferenças em mulheres na pós-menopausa McCullough et al. encontraram associações inversas significativas entre casos de ER+ e nenhuma associação entre casos de ER nas suas mulheres na pós-menopausa apenas estudo (McCullough et al., 2005)[67]. Em contraste, Robin et al. identificaram relações significativas entre a ingestão de vitamina D e casos de ER- ou PR- (também numa investigação em mulheres na pós-menopausa) (Robien et al., 2007).[70] Blackmore et al. não descobriram diferenças pelo estatuto de ER ou PR, e isto não foi afectado pelo estatuto de menopausa (Blackmore et al., 2008). [82] A representatividade destas descobertas é prejudicada pelo facto de o estado receptor só ser conhecido por um subconjunto de casos em cada estudo: 53 por cento (McCullough, Bostick, & Mayo, 2009), 68 por cento (Robien et al., 2007), 68 por cento (Blackmore et al., 2008), e não relatado no quarto estudo (Lin et al., 2007).

Variantes Genéticas

As variantes dos genes na via da vitamina D podem resultar em alterações funcionais que podem afectar os níveis endógenos de vitamina D, resultando na modificação do risco de cancro da mama. Os receptores de vitamina D (VDR), proteína de ligação à vitamina D (Gc), e CYP24A1 (envolvidos na degradação de 1,25-di-hidroxivitamina D) são três genes na via da vitamina D que foram estudados em relação ao risco de cancro da mama (McCullough et al., 2009).[67] Há algumas evidências de que os polimorfismos VDR podem estar directamente associados ao risco de cancro da mama ou podem modificar a associação entre a exposição à vitamina D e o risco de cancro da mama (conforme revisto em McCullough et al., 2009; Slattery, 2007). FokI (rs2228570) estava relacionado com um maior risco de cancro da mama (ff versus FF: OR = 1,16; 95% CI: 1,04-1,28), de acordo com uma análise conjunta de seis estudos prospectivos dos dois polimorfismos VDR mais extensivamente examinados (FokI (rs2228570) e BsmI (rs1544410)) (McKay et al., 2009). Apenas três estudos (conforme revisto por McCullough et al., 2009) examinaram variantes nos genes Gc ou CYP24A1, e os resultados são equívocos. Poucos estudos analisaram as interacções genes-ambiente, e as provas existentes sobre as variações genéticas relacionadas com a vitamina D e o risco de cancro da mama são escassas, indicando que é necessária mais investigação. [67]

Vitamina D e cancro da mama Mortalidade, Prognóstico ou

Precursores

Foi demonstrado que a vitamina D está inversamente ligada à fase de cancro da mama, recidiva e mortalidade, para além do risco de cancro da mama. A deficiência de vitamina D (definida como níveis 25(OH)D 50 nmol/L versus >72 nmol/L) foi ligada a um risco acrescido de recorrência à distância (HR = 1,71; 95% CI: 1,02-2,86) e morte (HR = 1,60; 95% CI: 0,96-2,64) num grupo de mulheres com cancro da mama precoce (Goodwin, Ennis, Pritchard, Koo, & Hood, 2009). Num estudo de coorte prospectivo (n = 16.818) com apenas 28 casos de cancro da mama (comparando _62,5 versus <62,5 nmol/L: RR = 0,28; 95 por cento CI: 0,08-0,93) (Freedman, Looker, Chang, &Graubard, 2007). [66] Da mesma forma, um estudo de controlo de casos baseado em certidão de óbito encontrou

associações inversas significativas entre exposição solar residencial e ocupacional e mortalidade por cancro da mama (Freedman, Dosemeci, & McGlynn, 2002).[83]

Em termos da fase do cancro da mama, o braço de vitamina D e cálcio do WHI tinha tumores muito menores do que o grupo de intervenção (Chlebowski, et al., 2008). [65] Num outro estudo, verificou-se que níveis mais elevados de soro 25(OH)D estavam associados ao prognóstico do cancro da mama em mulheres com cancro da mama na fase inicial versus avançada (Palmieri, Macgregor, Girgis, &Vigushin,

2006) .[84] Num grande estudo sobre as mulheres na Noruega, verificou-se que a época do diagnóstico estava associada ao prognóstico do cancro da mama; as mulheres diagnosticadas no Verão ou no Outono - quando são esperados níveis mais elevados de vitamina D - tinham um nível mais baixo de [85]

Os indicadores de risco de cancro da mama, tais como densidade mamográfica e doença benigna da mama (BBD) são bem conhecidos e podem também servir como marcadores intermédios. Os efeitos da vitamina D no risco de cancro da mama podem ser mediados por alterações na densidade mamográfica ou BBD, para além de terem um efeito directo. Contudo, a investigação sobre a vitamina D e a densidade mamográfica é mista. Apenas um estudo descobriu uma relação inversa global entre a vitamina D dietética e o consumo de cálcio e as doenças cardiovasculares e a densidade da mamografia (Berube, Diorio, Verhoek-Oftedahl, & Brisson, 2004). Outros estudos sobre a vitamina D e o cálcio na dieta descobriram associações inversas entre mulheres na pré-menopausa mas não entre mulheres na pós-menopausa (Berube et al., 2005), nenhuma associação com vitamina D mas associações inversas com cálcio apenas entre mulheres na pós-menopausa (Berube et al., 2005), ou nenhuma associação com vitamina D mas associações inversas com cálcio apenas entre mulheres na pós-menopausa (Berube et al., 2005). (Mishra et al., 2008). Num estudo biomarcador de 25(OH)D e ingestão de cálcio, nenhum deles foi encontrado associado à densidade mamográfica (Knight et al., 2006).[74] Num outro estudo, verificou-se que o soro 25(OH)D estava inversamente associado à densidade mamográfica quando se utilizou um período de atraso de quatro meses para contabilizar as alterações sazonais (Brisson et al..,

2007) . O efeito do cálcio mais vitamina D na doença benigna proliferativa da mama foi também avaliado no estudo WHI, mas não foi encontrada nenhuma correlação significativa (Rohan et al., 2009). [88]No entanto, as mesmas falhas que atormentaram o ensaio WHI em termos de risco de cancro da mama estão presentes neste estudo BBD, nomeadamente uma baixa ingestão de vitamina D.

Avaliação da Literatura sobre Vitamina D e Cancro da Mama

Todos os estudos epidemiológicos sobre o risco de vitamina D e cancro da mama foram discutidos acima em termos de concepção do estudo. O objectivo desta secção é avaliar a literatura sobre a vitamina D e cancro da mama em termos de causalidade e recomendar uma ingestão mínima óptima de vitamina D.

Uma vez que a aleatorização e a cegueira diminuem o potencial de confusão e de enviesamento de observadores, os ensaios de intervenção são frequentemente considerados o desenho de estudo mais rigoroso e revelam frequentemente a causa (Elwood, 2007). A experiência WHI é a única a analisar a vitamina D com cancro da mama neste momento (Chlebowski et al., 2008). [65] Infelizmente, como discutido anteriormente, a baixa dose de vitamina D (400 IU/dia) no WHI e a falta de informação sobre conformidade e contaminação entre controlos limita a nossa capacidade de tirar quaisquer conclusões gerais significativas relativamente à associação entre a vitamina D e o cancro da mama a partir deste estudo.

Um dos maiores desafios para a validade da investigação observacional é confuso. Apenas alguns estudos incluíram dados limitados sobre potenciais confundidores (Rossi et al, 2008; Lowe et al, 2005; Janowsky et al,1999). Na investigação observacional, o erro de medição e o enviesamento são também uma preocupação. A maioria destes estudos observacionais tinha objectivos que não eram específicos da vitamina D e do cancro da mama, e muitos começaram antes da teoria da vitamina D e do cancro ser amplamente aceite, minimizando o risco de recolha ou de enviesamento de observadores. Contudo, como a vitamina D de todas as fontes raramente era medida, isto poderia ter introduzido um erro de medição adicional; este erro de medição seria muito provavelmente não-diferencial, tendenciando os resultados para o zero. A medição da vitamina D dietética foi mais frequentemente através de ensaios FFQ validados (por exemplo, Abbas et al., 2007; Lin et al., 2007; Robien et al., 2007), recolha de 24 horas (John et al., 1999) ou ensaios estabelecidos de soro 25(OH)D (por exemplo, Abbas et al., 2007; Lin et al., 2007; Robien et al., 2007), recolha de 24 horas (John et al., 1999) ou ensaios estabelecidos de soro 25(OH)D (por exemplo McCullough et al., 2009; Freedman et al., 2008; Bertone-Johnson et al., 2005; Lowe et al., 2005; Crew et al., 2009); a validade das várias medidas de exposição solar não está bem estabelecida. Os tamanhos das amostras para todos os estudos eram bastante grandes e apenas alguns estudos tinham menos de 500 casos (Abbas et al., 2009; Janowsky et al., 1999; Lowe et al., 2005; Rejnmark et al., 2009; John et al., 1999; Abbas et al., 2007). (Abbas et al., 2009; Janowsky et al., 1999; Lowe et al.,2005; Rejnmark et al., 2009; John et al., 1999; Abbas et al., 2007). Apesar da grande dimensão das amostras, muitos estudos relataram estimativas de risco inferiores a 1,0 (sugerindo uma associação inversa entre vitamina D e cancro da mama) mas não foram estatisticamente significativos em $p<0,05$, pelo que a probabilidade de estes resultados se deverem ao acaso é superior aos 5 por cento convencionalmente aceites entre muitos estudos. Os poucos estudos que podem ser considerados de concepção menos rigorosa (menor tamanho da amostra, menos confundidores ou medidas menos estabelecidas de vitamina D) (Rossi et al, 2008; Lowe et al., 2005; Janowsky et al.,1999;

Rejnmark et al., 2009) não encontraram consistentemente resultados diferentes dos dos estudos mais rigorosos.

Apesar dos possíveis desafios acima mencionados à validade do estudo interno, vários factores apoiam uma ligação causal entre a vitamina D e a redução do risco de cancro da mama. As provas de um mecanismo biológico são fortes (como detalhado na secção 2.2.2), pelo que a plausibilidade é elevada. Todos os 21 estudos enumerados nos quadros 2, 3, e 4 (Janowsky et al., 1999; Freedman et al., 2008; Kuper et al., 2009), à excepção de três, dão algumas provas de uma relação inversa entre a vitamina D e o risco de cancro da mama. Devido à falta de consistência entre subgrupos, foram relatadas algumas disparidades no estado da menopausa, estado do receptor hormonal, localização geográfica, e tempo de exposição. Além disso, a especificidade da relação entre a vitamina D e o cancro da mama é desconhecida, e outras possíveis razões devem ser descartadas em primeiro lugar. A maioria das investigações tem sido realizada dentro de uma gama relativamente restrita de ingestão de vitamina D ou níveis de soro 25(OH)D, o que torna difícil estabelecer uma ligação dose-resposta.

Muitos dos estudos observacionais foram baseados na população, portanto os resultados devem ser generalizáveis pelo menos à população de origem, em termos de validade externa (por exemplo, Knight et al., 2006; John et al., 2007; Kuper et al., 2009; Crew et al., 2009; Abbas et al., 2007, 2008 & 2009). Outros estudos foram baseados na clínica ou no rastreio (Janowsky et al., 1999; Lowe et al., 2005; Freedman et al., 2008; Rejnmark et al., 2009; Rossi et al., 2008) ou realizados entre populações específicas (por exemplo, os documentos do Estudo de Saúde de Enfermeiros de Bertone-Johnson et al.., 2005, e Shin et al., 2002) e pode não ser gerali Para muitos dos estudos de coorte, as técnicas de amostragem e as taxas de resposta/acompanhamento não foram dadas com profundidade suficiente, mas o leitor foi frequentemente orientado para outros locais. Todas as investigações foram feitas nos Estados Unidos, com excepção de um canadiano (Knight et al., 2006) e seis europeus (Kuper et al., 2009; Rejnmark et al., 2009; Rossi et al., 2008; Abbas et al., 2007, 2008& 2009). Embora o mecanismo biológico possa ser independente de diferenças geográficas, é altamente provável que as diferenças nos padrões de consumo alimentar (por exemplo, peixe gordo), políticas de fortificação alimentar específicas do país, cor da pele, genética e exposição à radiação UVB possam influenciar os níveis populacionais de 25(OH)D, tornando ineficaz a informação da dosagem de vitamina D.

Dosagem de Vitamina D

Os valores de soro 25(OH)D >75 nmol/L são normalmente utilizados para determinar os níveis óptimos de vitamina D (Bischoff-Ferrari, 2008; Holick, 2008; Holick, 2009; Vieth, 2006). Investigações anteriores do soro 25(OH)D e do risco de cancro da mama analisaram níveis superiores a 75 nmol/L, e a maioria encontrou relações inversas substanciais (como mostrado no Quadro 2). Há algumas evidências de que são necessárias doses de vitamina D de pelo menos 1600 IU por dia para manter os níveis de 25(OH)D entre as populações do Norte, tais como as do Canadá (Whiting et al., 2007; Barake, Weiler, Payette, & Gray-Donald, 2010; Cashman et al., 2008; Hall et al., 2010). Quando as análises foram restringidas a 5 anos após a linha de base, o ponto de corte mais elevado analisado foi >800 IU/dia (em comparação com 400 IU/dia) e estava significativamente ligado a um risco 34% mais baixo de cancro da mama quando as análises foram restringidas a 5 anos após a linha de base (Robien et al., 2007). No entanto, após limitar as análises aos três ensaios (Robien et al., 2007; Shin et al., 2002; McCullough et al., 2005) com a ingestão mais elevada de vitamina D, que foi apenas _400 IU/dia, uma meta-análise da ingestão de vitamina D dietética indicou uma minúscula mas significativa redução de 8% no risco de cancro da mama (Gissel, Rejnmark, Mosekilde, & Vestergaard, 2008).

A categoria ideal de exposição mais elevada para estudos de ingestão de vitamina D na dieta é provavelmente substancialmente maior do que as anteriormente relatadas, com base na literatura actual e nos mecanismos biológicos. A dose máxima óptima deve ser de pelo menos 1000 IU por dia, se não mais. Dada a baixa ingestão observada em grupos de investigação, isto pode não ser praticável neste momento, mas a incorporação de todas as fontes de vitamina D na dieta (incluindo todos os alimentos e suplementos) ajudaria a melhorar a avaliação da ingestão de vitamina D. Além disso, os comprimidos de vitamina D em 1000 doses IU estão cada vez mais disponíveis nas prateleiras das farmácias, e a relevância da utilização de suplementos de vitamina D tem vindo a ganhar ênfase nos últimos anos. Todos os canadianos adultos devem agora tomar um suplemento de 1000 UI de vitamina D, de acordo com a Sociedade Canadiana contra o Cancro. Estudos futuros deverão provavelmente medir pelo menos 1000 UI/dia como a dose mínima ideal de vitamina D.

CAPÍTULO 3

MATERIAL E MÉTODOS

STUDY DESIGN - Estudo analítico transversal

LUGAR DE ESTUDO - Acharya Vinoba Bhave Rural Hospital (AVBRH), Sawangi, Wardha, Maharashtra.

DURAÇÃO DO ESTUDO - Outubro de 2019 a Dezembro de 2021

TAMANHO DA AMOSTRA-50

CRITÉRIOS DE INCLUSÃO -

1. Todas as pacientes de mama recém-diagnosticadas ca

2. Os pacientes receberam cirurgia primária e confirmação patológica na nossa instituição

CRITÉRIOS DE EXCLUSÃO -

1. Paciente com relatórios histopatológicos insuficientes

2. Pacientes inoperáveis.

3. Insuficiência hepática ou renal, doença óssea metabólica, má absorção e consumo recente de vitamina D (pacientes que receberam vitamina D oral nas últimas duas semanas, ou injecção de vitamina D nos últimos 6 meses).

ANÁLISE ESTATÍSTICA

- Este estudo intervencional foi conduzido após a aprovação do Departamento de Educação Médica do Comité de Ética, Jawaharlal Nehru Medical College, Deemed University, Sawangi(Meghe), e foi obtido o consentimento escrito dos pacientes.

- A apresentação das variáveis categóricas foi feita sob a forma de número e percentagem (%). Por outro lado, os dados quantitativos foram apresentados como a média ± SD e como a mediana com percentis 25 e 75 (intervalo interquartil). Para os resultados foram aplicados os seguintes testes estatísticos:

    1. A associação das variáveis que eram de natureza quantitativa foram analisadas utilizando o teste t independente.

    2. A associação das variáveis que eram de natureza qualitativa foi analisada utilizando o teste exacto de Fisher, uma vez que pelo menos uma célula tinha um valor esperado inferior a 5.

- A introdução de dados foi feita na folha de cálculo do Microsoft EXCEL e a análise final foi feita com a utilização do software Statistical Package for Social Sciences (SPSS), fabricante IBM, Chicago, EUA, ver 27.0.

- Para significância estatística, o valor de p inferior a 0,05 foi considerado estatisticamente significativo.

OBSERVAÇÃO & RESULTADOS

Tabela 1:-Distribuição da idade(anos) dos sujeitos de estudo.

Age(years)	Frequency	Percentage
21-30	4	8.00%
31-40	7	14.00%
41-50	18	36.00%
51-60	9	18.00%
>60	12	24.00%
Mean ± SD	51.22 ± 13.7	
Median(25th-75th percentile)	50(43.5-60)	
Range	21-84	

A tabela acima mostra a distribuição das divisórias de acordo com o grupo etário. A maioria36% dos participantes situava-se entre os 41-50 anos, seguidos de 24% acima dos 60 anos, 18% entre os 51-60 anos e pelo menos 8% tinham entre 21-30 anos.

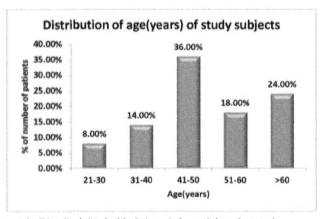

Figura 1:-Distribuição da idade(anos) dos sujeitos de estudo.

Tabela 2:-Distribuição do lado envolvido dos sujeitos de estudo.

Side involved	Frequency	Percentage
Left	27	54.00%
Right	23	46.00%
Total	50	100.00%

A tabela acima mostra o lado envolvido, o lado esquerdo esteve maioritariamente envolvido com 54% de participantes

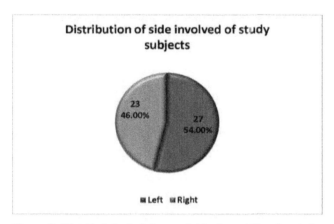

Figura 2:-Distribuição do lado envolvido dos sujeitos de estudo.

Tabela 3:-Distribuição de níveis de vitamina D(ng/mL) de sujeitos de estudo.

Vitamin D levels(ng/mL)	Frequency	Percentage
<30{Deficient}	43	86.00%
>30{Sufficient}	7	14.00%
Mean ± SD	23.54 ± 5.53	
Median(25th-75th percentile)	22.95(20.9-26.4)	
Range	7.9-36.2	

A tabela acima mostra a distribuição pf partições com base na distribuição dos níveis de vitaminas. A maioria43(86%) apresentava deficiências nos níveis de vit D <30 e 7 (14%) as partições apresentam níveis superiores a 30. O nível médio de vit d dos participantes é de 23,54 ± 5,53(std dev)

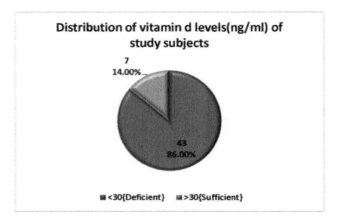

Figura 3:-Distribuição de níveis de vitamina D(ng/mL) de sujeitos de estudo.

Tabela 4:-Distribuição de diferenciação tumoral de sujeitos de estudo.

Tumour differentiation	Frequency	Percentage
Poorly differentiated	20	40.00%
Moderately diffrentiated	19	38.00%
Well diffrentiated	11	22.00%
Total	50	100.00%

A tabela acima mostra então a distribuição dos participantes com base na diferenciação tumoral dos sujeitos de estudo. De acordo com a tabela acima, no máximo 20 (40%) dos participantes foram pouco diferenciados, seguidos por 19 (38%) moderadamente diferenciados e 11 (22%) bem diferenciados.

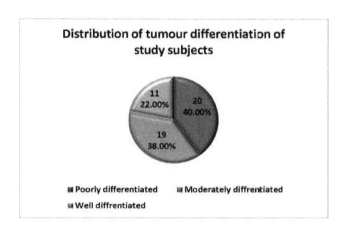

Figura 4:-Distribuição de diferenciação tumoral de sujeitos de estudo.

Tabela 5:-Distribuição de ER, PR e Her2neu do estado dos sujeitos de estudo.

ER, PR and Her2neu status	Frequency	Percentage
ER status		
Negative	25	50.00%
Positive	25	50.00%
PR status		
Negative	27	54.00%
Positive	23	46.00%
Her2neu status		
Negative	24	48.00%
Positive	26	52.00%

A tabela acima mostra a situação dos sujeitos de estudo. 50% dos participantes foram ER positivos e 50% são ER negativos, o estado de PR mostra 27 (54%) PR negativos e 46% PR positivos, o estado de Her2neu mostra que 26(52%) foram positivos e 24(48%) Her2neu negativos

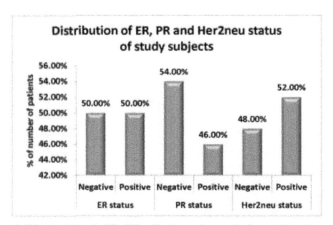

Figura 5:-Distribuição de ER, PR e Her2neu do estado dos sujeitos de estudo.

Tabela 6:-Distribuição do estado luminal dos sujeitos de estudo.

Luminal status	Frequency	Percentage
HER 2 neu amplified	14	28.00%
Luminal-A	13	26.00%
Luminal-B	12	24.00%
TNBC	11	22.00%
Total	50	100.00%

A tabela acima mostra a distribuição das cuecas na bsis do estado luminal das cuecas. De acordo com a tabela acima14(28%) foram HER 2 neu amplificadas, seguido de 13(26%) Luminal A, 12(24%) Luminal B e 11(22%) mostra TNBC

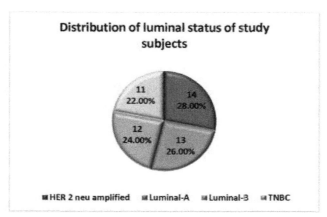

Figura 6:-Distribuição do estado luminal dos sujeitos de estudo.

Quadro 7:- Estatísticas descritivas do número de gânglios linfáticos positivos dos sujeitos de estudo.

Variable	Mean ± SD	Median(25th-75th percentile)	Range
Number of positive lymph nodes	4.04 ± 5.16	2(0-6)	0-20

O número médio de gânglios linfáticos positivos é 4,04 com 4,16 std dev

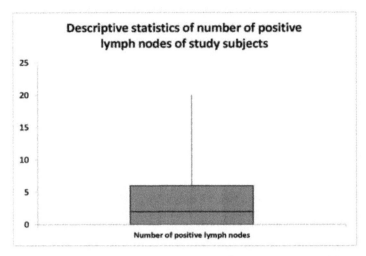

Figura 7:- Estatística descritiva do número de gânglios linfáticos positivos dos sujeitos de estudo.

Tabela 8:- Estatísticas descritivas do número de gânglios linfáticos extraídos dos sujeitos de estudo.

Variable	Mean ± SD	Median(25th-75th percentile)	Range
Number of lymph nodes extracted	15.58 ± 5.19	15(13-18)	4-34

O número médio de gânglios linfáticos extraídos é de 15,58 com ± 5,19° diafragma

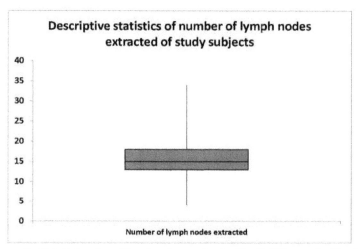

Figura 8:- Estatística descritiva do número de gânglios linfáticos extraídos dos sujeitos de estudo.

Quadro 9:-Associação de idade(anos) com deficiência de vitamina D.

Age(years)	<30{Deficient}(n=43)	>30{Sufficient}(n=7)	Total	P value
21-30	3 (6.98%)	1 (14.29%)	4 (8%)	
31-40	6 (13.95%)	1 (14.29%)	7 (14%)	
41-50	16 (37.21%)	2 (28.57%)	18 (36%)	0.763†
51-60	7 (16.28%)	2 (28.57%)	9 (18%)	
>60	11 (25.58%)	1 (14.29%)	12 (24%)	
Mean ± SD	51.49 ± 13.19	49.57 ± 17.6	51.22 ± 13.69	
Median(25th-75th percentile)	50(45-61)	50(40.5-60)	50(43.5-60)	0.735*
Range	23-84	21-75	21-84	

Teste t independente, o teste t exacto de Fisher

Acima da tabela, a associação de idade com deficiência de vit d. De acordo com a tabela acima, a maioria dos 16(37,21%) participantes com deficiência de vit d estavam no grupo etário 41-50 anos, seguidos por 11(25,58%) participantes com deficiência de vit d tinham mais de 60 anos.A idade média dos participantes com deficiência de vit d é 51,49 ± 13,19. com valor de p - 0,763 (não significativo). Menos 3(6,98%) deficientes de vit d tinham entre 21-30 anos de idade. Apenas 7 participantes com valor de vit d. p suficiente da associação é de 0,735

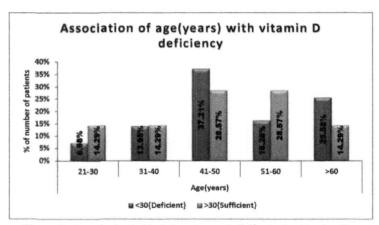

Figura 9:-Associação de idade(anos) com deficiência de vitamina D.

Tabela 10:-Associação do lado envolvido com deficiência de vitamina D.

Side involved	<30{Deficient}(n=43)	>30{Sufficient}(n=7)	Total	P value
Left	22 (51.16%)	5 (71.43%)	27 (54%)	
Right	21 (48.84%)	2 (28.57%)	23 (46%)	0.43†
Total	43 (100%)	7 (100%)	50 (100%)	

† **Teste exacto do Fisher**

A tabela acima mostra a associação do lado envolvido com a deficiência de vit d. A maioria dos 22(51,16%) participantes mostra deficiência de vit d do lado esquerdo e 21(48,84%) mostra deficiência de vit d do lado direito, valor p-0,43 não significativo

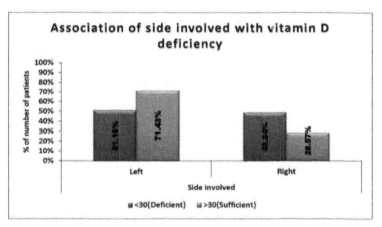

Figura 10:-Associação do lado envolvido com a deficiência de vitamina D.

Quadro 11:-Associação de diferenciação tumoral com deficiência de vitamina D.

Tumour differentiation	<30{Deficient}(n=43)	>30{Sufficient}(n=7)	Total	P value
Poorly differentiated	20 (46.51%)	0 (0%)	20 (40%)	
Moderately diffrentiated	16 (37.21%)	3 (42.86%)	19 (38%)	0.011†
Well diffrentiated	7 (16.28%)	4 (57.14%)	11 (22%)	
Total	43 (100%)	7 (100%)	50 (100%)	

† Teste exacto do Fisher

A tabela acima mostra a associação entre diferenciação tumoral e deficiência de vit d. A maioria dos doentes que são pouco diferenciados apresentavam deficiências de vit d. 16(37,21%) vit d deficiente são moderadamente diferenciados e 7 (16,28%) são bem diferenciados com p vaue- 0,011 que é significativo

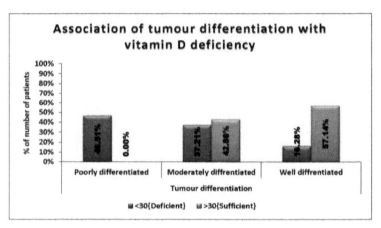

Figura 11:-Associação de diferenciação tumoral com deficiência de vitamina D.

Tabela 12:-Associação de ER, PR e Her2neu com deficiência de vitamina D.

ER, PR and Her2neu status	<30{Deficient}(n=43)	>30{Sufficient}(n=7)	Total	P value
ER status				
Negative	24 (55.81%)	1 (14.29%)	25 (50%)	0.098†
Positive	19 (44.19%)	6 (85.71%)	25 (50%)	
PR status				
Negative	26 (60.47%)	1 (14.29%)	27 (54%)	0.039†
Positive	17 (39.53%)	6 (85.71%)	23 (46%)	
Her2neu status				
Negative	22 (51.16%)	2 (28.57%)	24 (48%)	0.42†
Positive	21 (48.84%)	5 (71.43%)	26 (52%)	

† Teste exacto do Fisher

A tabela acima mostra a associação dos estados ER, PR e Her2neu com deficiência de vit d. Dos 25 participantes positivos de ER 19(44,19) são deficientes de vitd. 17/23(39,53%) participantes com deficiência de vít d foram de PR positivo e 21/26 (48,84%) Her2neu positivo foram de vit d deficiente. O valor de p não é significativo

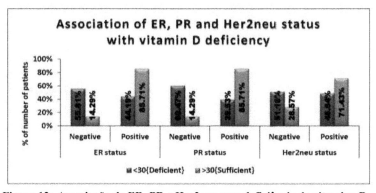

Figura 12:-Associação de ER, PR e Her2neu com deficiência de vitamina D.

Tabela 13:-**Associação do estado luminal com deficiência de vitamina D.**

Luminal status	<30{Deficient}(n=43)	>30{Sufficient}(n=7)	Total	P value
HER 2 neu amplified	13 (30.23%)	1 (14.29%)	14 (28%)	
Luminal-A	11 (25.58%)	2 (28.57%)	13 (26%)	
Luminal-B	8 (18.60%)	4 (57.14%)	12 (24%)	0.113†
TNBC	11 (25.58%)	0 (0%)	11 (22%)	
Total	43 (100%)	7 (100%)	50 (100%)	

† **Teste exacto do Fisher**

A tabela acima mostra a associação do estado luminal com deficiência de vit d. A maioria 13(30,23%) dos participantes Her2neu amplificada apresenta deficiência de vit d, seguida por 11 (25,58%) cada Luminal A e TNBC apresenta deficiência e 8(18,60%) Luminal B apresenta deficiência de vit d com valor de p 0,113 (significativo)

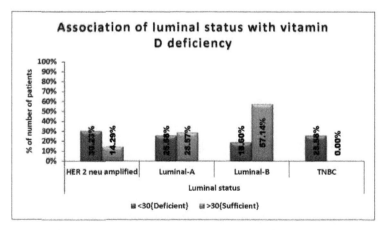

Figura 13:-**Associação do estado luminal com deficiência de vitamina D.**

Quadro 14:-Associação do número de gânglios linfáticos positivos com deficiência de vitamina D.

Number of positive lymph nodes	<30{Deficient}(n=43)	>30{Sufficient}(n=7)	Total	P value
Mean ± SD	4.42 ± 5.4	1.71 ± 2.36	4.04 ± 5.16	0.201*
Median(25th-75th percentile)	2(0-7)	1(0-2.5)	2(0-6)	
Range	0-20	0-6	0-20	

Teste t independente

A média de gânglios linfáticos positivos é de 4,42± 5,4 em vit d partições deficientes e 1,71± 2,36 em vit d participantes suficientes com valor 0,201 p (não significativo)

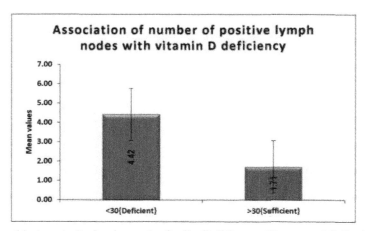

Figura 14:-Associação do número de gânglios linfáticos positivos com deficiência de vitamina D.

Quadro 15:-Associação do número de gânglios linfáticos extraídos com deficiência de vitamina D.

Number of lymph nodes extracted	<30{Deficient}(n=43)	>30{Sufficient}(n=7)	Total	P value
Mean ± SD	15.79 ± 5.5	14.29 ± 2.43	15.58 ± 5.19	0.483*
Median(25th-75th percentile)	15(13-18.5)	15(12.5-15.5)	15(13-18)	
Range	4-34	11-18	4-34	

* Teste t independente

O número médio de gânglios linfáticos extraídos é 15,79 ± 5,5 em vit d deficiente e 14,29 ± 2,43 em vit d suficiente com p vaue 0,48 (não significativo)

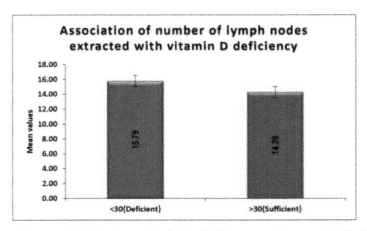

Figura 15:-Associação do número de gânglios linfáticos extraídos com deficiência de vitamina D.

Tabela 16:-Associação de prognóstico com deficiência de vitamina D.

Prognosis	<30{Deficient}(n=43)	>30{Sufficient}(n=7)	Total	P value
Bad prognosis	23 (53.49%)	0 (0%)	23 (46%)	
Good prognosis	20 (46.51%)	7 (100%)	27 (54%)	0.011†
Total	43 (100%)	7 (100%)	50 (100%)	

† Teste exacto do Fisher

A tabela acima mostra a associação de prognóstico com deficiência de vitamina D. A maioria 23/43 (53,49%) mostra mau prognóstico, 20/43 (20%) mostra bom prognóstico em participantes com deficiência de vitamina D. Não se vê mau prognóstico em vit d participantes suficientes.

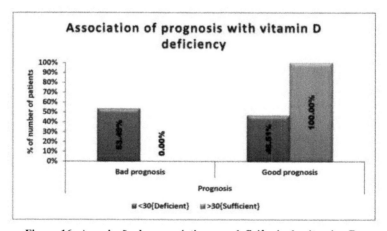

Figura 16:-Associação de prognóstico com deficiência de vitamina D.

Quadro-17:Associação de todas as variáveis com os níveis de Vitamina D

Variables	<30{Deficient}(n=43)	>30{Sufficient}(n=7)	Total	P value
Tumour differentiation				
Poorly differentiated	20 (46.51%)	0 (0%)	20 (40%)	0.011[†]
Moderately differentiated	16 (37.21%)	3 (42.86%)	19 (38%)	
Well differentiated	7 (16.28%)	4 (57.14%)	11 (22%)	
ER status				
Negative	24 (55.81%)	1 (14.29%)	25 (50%)	0.098[†]
Positive	19 (44.19%)	6 (85.71%)	25 (50%)	0.098[†]
PR status				
Negative	26 (60.47%)	1 (14.29%)	27 (54%)	0.039[†]
Positive	17 (39.53%)	6 (85.71%)	23 (46%)	0.039[†]
Her2neu status				
Negative	22 (51.16%)	2 (28.57%)	24 (48%)	0.42[†]
Positive	21 (48.84%)	5 (71.43%)	26 (52%)	0.42[†]
Luminal status				
HER 2 neu amplified	13 (30.23%)	1 (14.29%)	14 (28%)	0.113[†]
Luminal-A	11 (25.58%)	2 (28.57%)	13 (26%)	
Luminal-B	8 (18.60%)	4 (57.14%)	12 (24%)	
TNBC	11 (25.58%)	0 (0%)	11 (22%)	

Number of positive lymph nodes				
Mean ± SD	4.42 ± 5.4	1.71 ± 2.36	4.04 ± 5.16	
Median(25th-75th percentile)	2(0-7)	1(0-2.5)	2(0-6)	0.201*
Range	0-20	0-6	0-20	
Number of lymph nodes extracted				
Mean ± SD	15.79 ± 5.5	14.29 ± 2.43	15.58 ± 5.19	
Median(25th-75th percentile)	15(13-18.5)	15(12.5-15.5)	15(13-18)	0.483*
Range	4-34	11-18	4-34	

A tabela acima mostra a associação de todas as variáveis com níveis vit d. Dos 50 participantes, 43 eram vit d deficientes e 7 eram vit d suficentes. Dos 43 participantes com deficiência de vit d, a maioria 20 (46,51%) eram pouco diferenciados e 16(37,21%) eram noderadamente diferenciados, 19(44,19%) e 17(39,53%) mostram o estatuto positivo de ER e PR. 21 (48,84%) foram Her2neu positivas

CAPÍTULO 4

DISCUSSÃO

A carência de vitamina D é comum e representa um problema de saúde importante. No início da vida, a deficiência de vitamina D causa atraso de crescimento e raquitismo, enquanto que nos adultos contribui para a osteopenia/osteoporose e para várias doenças crónicas, incluindo doenças auto-imunes, doenças infecciosas, e doenças cardiovasculares[18-20]. Notavelmente, foi observada uma associação entre o risco de desenvolvimento de cancro, latitude, baixa exposição solar e mau estado de vitamina D. [4,21,22] A vitamina D tem uma vasta gama de acções imunogénicas e anti-proliferativas em todo o corpo, para além das suas conhecidas acções endócrinas. A deficiência de vitamina D tem sido correlacionada com o aumento da incidência de malignidades da mama, próstata, e cólon [21]

Há muito que se sabe que a vitamina D é importante para a absorção do cálcio e para a saúde dos ossos. Mais recentemente, verificou-se que a vitamina D modula o crescimento das células cancerosas da mama e estudos epidemiológicos cada vez mais epidemiológicos sugerem que a vitamina D pode estar associada a um risco reduzido de cancro da mama.

A Agência Internacional de Investigação do Cancro (CIIC) concluiu recentemente que existe uma associação inversa entre a vitamina D e o risco de cancro da mama, mas não há provas suficientes para concluir que existe um efeito causal (CIIC, 2008)

O presente estudo analítico transversal foi concebido para determinar a correlação entre a deficiência de vitamina d e as características do tumor em doentes com cancro da mama. Com base nos critérios de inclusão e exclusão, foram incluídos no nosso estudo um total de 50 pacientes

Níveis de vitamina D

No presente estudo, a maioria dos participantes 43(86%) mostra deficiências nos níveis de vit D <30 e 7 (14%) participantes mostram nível mais de 30 com nível médio de 23,54 ± 5,53 e varia entre 7,9-36,2. De forma semelhante em **S.Hatseet** *al.(2012)* - Vitamina D no diagnóstico do cancro da mama: correlação com as características do tumor, resultado da doença, e determinantes genéticos da insuficiência de vitamina D No total, foram incluídos 1800 doentes elegíveis Foram medidos os níveis de 25OHD circulantes no diagnóstico para todos os participantes (Tabela I). Os níveis 'altos' de 25OHD (>30 ng/mL) foram observados em 647 pacientes (35,9%), enquanto 570 pacientes (31,7%) apresentaram níveis 'intermédios' de 25OHD (20-30 ng/mL) e 583 pacientes (32,4%) foram classificados no grupo 'baixos' de 25OHD (<20 ng/mL). [23]

Ag^e

No presente estudo, a maioria dos participantes i.e. 18(26%) tinham entre 41-50 anos, seguidos por 12(24%) com mais de 60 anos, seguidos por 18% entre 51-60 anos. O menor número de participantes 4 (8%) do grupo etário 70-79 anos. A idade média dos participantes é de 60 anos com 13,7 std dev e varia entre 21-84 anos.

Ao aplicar a associação de idade com deficiência de vit-D, observou-se que a maior parte dos participantes com deficiência de vit-D, ou seja 16(37,21%) participantes com deficiência de vit d, estavam no grupo etário 41-50 anos, seguidos por 11(25,58%) participantes com deficiência de vit d com mais de 60 anos. A idade média dos participantes com deficiência de vit d é 51,49 ± 13,19std dev com valor p - 0,763 (não significativo).

De forma semelhante em **S.Hatseet** *al.(2012)* - Vitamina D no diagnóstico do cancro da mama: correlação com as características do tumor, resultado da doença, e determinantes genéticos da insuficiência de vitamina D No total, foram incluídos no estudo 1.800 doentes elegíveis, idade média dos participantes 57 anos.7 (22,0-94,0), 61,4 (28,0 - 94,0) com baixo 25OHD (20 ng/mL), 56,9 (22,0 - 93,0) com Intermédio 25OHD (20-30 ng/mL) e 55,0 (26,0 - 88,0) Alto 25OHD (>30 ng/mL) [24]

Lado envolvido

No presente estudo, o lado mais comum envolvido é deixado com 27/50 (54%) participantes e 23/50(46%) foram do lado direito. . A maioria dos 22(51,16%) participantes mostra deficiência de vit d do lado esquerdo e 21(48,84%) mostra deficiência de vit d do lado direito, valor p-0,43 não significativo

Diferenciação Tumoral

Os participantes foram categorizados com base na tumpourdifferentiaition. A maioria dos participantes 20/50 (40%) participantes foram pouco diferenciados, seguidos por 19/50 (38%) moderadamente diferenciados e 11/50 (22%) bem diferenciados. A maioria dos doentes pouco diferenciados apresentava deficiências de vit d. 16(37,21%) deficientes de vit d são moderadamente diferenciados e 7 (16,28%) são bem diferenciados com p vaue-0,011 que é significativo

Em Huss et al. Breast Cancer Research (2019)- Vitamin D receptor expression in invasive breast tumors and breast cancer survival, VDR expression was evaluated in a tissue microarray of 718 invasive breast tumors. Analisou-se a covariação entre a expressão de VDR e os factores prognósticos estabelecidos para o cancro da mama, bem como as associações entre a expressão de VDR e a mortalidade do cancro da mama. A grande maioria dos tumores 624 (91,9%) expressou VDR citoplasmáticos a uma fracção elevada (76-100%) de células. Houve uma distribuição mais ampla de intensidade: sem mancha (n = 7, 1,0%), baixa intensidade (n = 26, 3,6%), intensidade moderada (n = 174, 24,2%), e alta intensidade (n = 472, 65,7%). [25]

Estado de ER, PR e Her2neu

O estado das ER, PR e Her2neu dos participantes foi investigado e descobriu-se que dos 50 participantes, 25 (50%) eram ER positivos. 23/50 (46%) eram PR positivos e 26(52%) Her2neu negativos eram positivos e 24(48%) Her2neu negativos. Dos 25 participantes ER positivos 19(44,19) são vit-D deficientes. 17/23(39,53%) participantes com deficiência de vit d foram PR positivos e 21/26 (48,84%) Her2neu positivos foram deficientes de vit d. O valor de p não é significativo

Alguns estudos sobre o risco de vitamina D e cancro da mama (Lin et al., 2007; McCullough et al., 2005; Robien et al., 2007), mas não todos (Blackmore et al., 2008), relataram diferenças por estado do receptor hormonal (ER/PR). Entre os estudos que observaram diferenças, os resultados foram inconsistentes. Entre as mulheres na pré-menopausa, foram observadas associações inversas significativas entre a vitamina D total da dieta e o risco de cancro da mama tanto para casos de ER como de PR positivos; não foram encontradas diferenças entre as mulheres na pós-menopausa (Lin et al., 2007). McCullough et al. observaram associações inversas significativas entre os casos de ER+ e nenhuma associação entre os casos de ER apenas em mulheres pós-menopausa (McCullough et al., 2005).

Em contraste, Robien et al. observaram associações mais fortes entre a ingestão de vitamina D e casos de ER- ou PR- (também entre um estudo de mulheres na pós-menopausa) (Robien et al., 2007). Blackmore et al. não encontraram diferenças pelo estatuto de ER ou PR e isto não foi modificado pelo estatuto de menopausa (Blackmore et al., 2008). A representatividade destas descobertas é limitada uma vez que o estado receptor só era conhecido para uma parte dos casos em cada estudo: 53% (McCullough, Bostick, & Mayo, 2009), 68% (Robien et al., 2007), 68% (Blackmore et al., 2008) e não foi relatado para o quarto estudo (Lin et al., 2007).

Estatuto Luminal

No presente estudo, com base no estado luminal, 14(28%) foram HER 2 neu amplificados 13(26%) e 12(24%) casos foram Luminal A e Luminal B respectivamente e 11(22%) mostra TNBC. A maioria 13(30,23%) dos participantes Her2neu amplificado apresenta deficiência de vit d, seguido de 11 (25,58%) cada Luminal A e TNBC apresenta deficiência e 8(18,60%) Luminal B apresenta deficiência de vit d com valor p 0,113 (significativo)Huss et al. Breast Cancer Research (2019) Quando se compararam os subtipos moleculares, notou-se que apenas 6,6% dos tumores do tipo Luminal A tinham uma expressão VDR negativa nos núcleos em comparação com 25,6% entre os Bliketumores Luminosos, e 78,4% entre os tumores tri-negativos.[25]

Extração de gânglios linfáticos e gânglios linfáticos

No exame dos gânglios linfáticos, a média dos participantes linfonodos positivos foi de 4,04 ± 5,16 std dev e o número médio de gânglios linfáticos extraídos foi de 15,58 ± 5,19 std dev. A média de gânglios linfáticos positivos é de 4,42±5,4 em vit d deficientes e 1,71±2,36 em vit d participantes suficientes com valor 0,201 p (não significativo) e o número médio de gânglios linfáticos extraídos é de 15,79±5,5 em vit d deficientes e 14,29±2,43 em vit d suficientes com p vaue 0,48 (não significativo)

Prognóstico geral

A maioria 23/43 (53,49%) mostra mau prognóstico, 20/43 (20%) mostra bom prognóstico em participantes deficientes em vit d. Não se vê mau prognóstico em vit d partições suficientes com valor p 0,011, o que é significativo.

Dos 50 participantes, 43 eram vit dicient e 7 eram vit d suffiecient. Dos 43 participantes com deficiência de vit d, a maioria 20 (46,51%) eram pouco diferenciados e 16 (37,21%) são noderadamente diferenciados, 19 (44,19%) e 17 (39,53%) mostram um estatuto positivo de ER e PR. 21 (48,84%) foram Her2neu positivas

Em Huss et al. Breast Cancer Research (2019)- Vitamin D receptor expression in invasive breast tumors and breast cancer survival, verificou-se que a expressão VDR estava associada a características prognósticas favoráveis, tais como tamanho pequeno, baixo grau, positividade ER, positividade PgR, baixa expressão Ki67, e subtipos moleculares semelhantes a Luminal. Isto corresponde à descoberta de que os tumores VDR positivos foram associados a um risco reduzido de mortalidade específica do cancro da mama, mas esta associação foi também independente de outros factores prognósticos.[25]

Goodwin *et al.* relataram que os níveis de vitamina D eram significativamente mais baixos em mulheres com tumores mamários de grau elevado, enquanto Yao *et al.* descobriram recentemente que os níveis reduzidos de 25OHD estavam correlacionados com um grau mais elevado de tumor e tumores negativos de ER apenas entre as mulheres na pré-menopausa, mas não quando as mulheres na pré e pós-menopausa eram consideradas em conjunto.[23])

Para além do risco de cancro da mama, também se demonstrou que a vitamina D está inversamente associada à fase de cancro da mama, recidiva e mortalidade. Entre uma coorte de mulheres com cancro da mama precoce, a deficiência de vitamina D (definida como níveis 25(OH)D <50 nmol/L versus >72 nmol/L) foi associada a um risco acrescido de recidiva à distância (HR = 1,71; 95% CI: 1,02-2,86) e morte (HR = 1,60; 95% CI: 0,96-2,64) (Goodwin, Ennis, Pritchard, Koo, & Hood, 2009). Uma associação inversa significativa entre o soro 25(OH)D e a mortalidade por cancro da mama foi também reportada num estudo de coorte prospectivo (n = 16,818) com apenas 28 casos de cancro da mama (comparando 62,5 versus < 62,5 nmol/L: RR = 0,28; 95% CI: 0,08-0,93) (Freedman, Looker, Chang, &Graubard, 2007). Da mesma forma, um estudo de caso-controlo baseado em certificados de óbito encontrou associações inversas significativas entre exposição solar residencial e ocupacional e mortalidade por cancro da mama (Freedman, Dosemeci, & McGlynn, 2002). Em relação à fase do cancro da mama, o tamanho do tumor era significativamente menor entre as mulheres no braço de vitamina D e cálcio do WHI do que no grupo de intervenção (Chlebowski, et al., 2008). Noutros locais, foram observados níveis mais elevados de soro 25(OH)D entre as mulheres com cancro da mama na fase inicial versus avançada (Palmieri, Macgregor, Girgis, &Vigushin, 2006). Num grande estudo entre mulheres na Noruega, verificou-se que a época do diagnóstico estava associada ao prognóstico do cancro da mama; as mulheres diagnosticadas no Verão ou no Outono - quando são esperados níveis mais elevados de vitamina D - tinham um risco mais baixo de morte por cancro da mama (Robsahm, Tretli, Dahlback, & Moan, 2004).

SÍNTESE

O presente estudo foi realizado no Departamento de Cirurgia Geral, Acharya Vinoba Bhave Rural Hospital, Datta Meghe Institute of Medical Sciences, Sawangi (Meghe), Wardha, de Outubro de 2019 a Dezembro de 2021, por um período de 2 anos. Trata-se de um estudo analítico transversal. É um estudo com base hospitalar para

O objectivo do nosso estudo era determinar a correlação entre a deficiência de vitamina d e as características do tumor em doentes com cancro da mama

Os resultados do estudo estão resumidos da seguinte forma -

- A maioria dos doentes do presente estudo pertence ao grupo etário 41-50 anos, e acima dos 60 anos com idade média de 51,49 anos em deficiência de ví d.

- O lado esquerdo da mama foi grandemente afectado pelo presente estudo.

- De 50 pacientes No presente estudo, a maioria dos pacientes apresenta deficiência de vit d

- Com base na diferenciação tumoral dos sujeitos de estudo, os máximos foram mal diferenciados e os mínimos foram bem diferenciados

- Quase metade dos doentes mostra ER, PR e Her2novo estado negativo

- A maioria dos pacientes que a Her2neu amplificada apresentava deficiências de vit d, cada luminal A e Luminal B e TNBC também mostram associação com deficiências de vit d

- O número médio de gânglios linfáticos positivos é de 4,04

- O número médio de gânglios linfáticos positivos extraídos é 15,58

- Associação de deficiência de vít d e prognóstico mostra mau prognóstico em quase metade dos doentes

- Os dados sugerem uma associação entre a deficiência de vitamina D e as características do tumor em doentes com cancro da mama.

CAPÍTULO 5

CONCLUSÃO

- Mais comum no grupo etário entre os 41-50 anos, idade média 51,22

- 86% dos pacientes apresentavam deficiência de vit d com uma deficiência média de 23,54

- A faixa etária mais comum com deficiência de vit d é de 41-50 anos e >60 anos, com faixa etária média de 51,49 anos

- O lado esquerdo está mais envolvido do que o direito em pacientes com deficiências de ví d

- Os máximos foram moderadamente e pouco diferenciados sugerindo uma associação significativa entre deficiência de vít d e diferenciação tumoral

- Quase metade dos pacientes eram ER, PR e Her2neu com estado negativo com deficiência de vit d

- Resultados do estado Luminal - máximo Her2neu amplificado e também Luminal A e B presente

- Quase 4,04 número de gânglios linfáticos positivos estavam presentes

- Quase 15,58 número de gânglios linfáticos extraídos

A prevalência de um baixo nível de vitamina D era elevada entre o cancro da mama. Existe uma associação entre deficiência de vitamina D e tumores com características de mau prognóstico. Os baixos níveis de vitamina D demonstraram ser um factor de risco para as ER, PR e Her2neu-negativos, estado linfonodal positivo

Em conclusão, estes dados sugerem uma associação entre a deficiência de vitamina D e as características do tumor em doentes com cancro da mama.

O estado da vitamina D é um factor de risco modificável para o cancro da mama. O aumento das concentrações de Vit D através da suplementação é seguro e acessível. Tem um papel potencial na prevenção do cancro da mama, e pode reduzir a sua agressividade e a sua deficiência está associada ao aumento do risco de cancro da mama.

LIMITAÇÕES

1. Trata-se de um estudo único centrado.

2. O tamanho da amostra do estudo é pequeno.

RECOMENDAÇÃO

Segundo o meu estudo e os vários estudos e literatura, é um facto bem conhecido que a presença de deficiência de Vitamina D alterará definitivamente o prognóstico das pacientes que sofrem de doenças malignas da mama. Uma vez que a avaliação dos níveis de Vitamina D no soro sanguíneo é uma técnica muito simples, viável e facilmente acessível, os seus níveis devem ser estimados nos programas nacionais de rastreio do cancro da mama e complementar adequadamente as mulheres com deficiência profilacticamente. Educar a população em risco com fontes de vitamina D, sintomas de deficiência de vitamina D, auto-exame mamário, rastreio regular por médico registado poderia possivelmente aumentar o bom resultado do padrão da doença em indivíduos afectados.

BIBLIOGRAFIA

1. Karthikayan A, Sureshkumar S, Kadambari D, Vijayakumar C. Níveis baixos de soro 25- hidroxi vitamina D estão associados a variantes agressivas de cancro da mama e a factores de mau prognóstico em doentes com carcinoma da mama. Arquivos de Endocrinologia e Metabolismo. 2018 Ago;62(4):452-9.

2. Rakha EA, El-Sayed ME, Lee AHS, Elston CW, Grainge MJ, Hodi Z, et al. Significância prognóstica do grau histológico de Nottingham no carcinoma invasivo da mama. J Clin Oncol. 2008 Jul 1;26(19):3153-8.

3. Imtiaz S, Raza S, Muhammad A, Siddiqui N, Loya A. Deficiência de vitamina D em doentes com cancro da mama recém-diagnosticados. Indiano J EndocrMetab. 2012;16(3):409.

4. Garland CF, Gorham ED, Mohr SB, Garland FC. Vitamina D para a prevenção do cancro: perspectiva global. Ann Epidemiol. 2009 Jul;19(7):468-83.

5. Goodwin PJ, Ennis M, Pritchard KI, Koo J, Hood N. Efeitos Prognósticos de 25-Hidroxivitaminas D nos Níveis Precoce do Cancro da Mama. JCO. 2009 Ago 10;27(23):3757- 63.

6. Sheikh A, Saeed Z, Jafri SAD, Yazdani I, Hussain SA. Níveis de Vitamina D em adultos assintomáticos - um inquérito à população em Karachi, Paquistão. PLoS Um. 2012;7(3):e33452.

7. Loeb Classical Library | Harvard University Press [Internet]. [citado 2022 Jan 17]. Disponível a partir de: https://www.hup.harvard.edu/collection.php?cpk=1031

8. Brunicardi FC, Andersen DK, Billiar TR, Dunn DL, Hunter JG, editores. Os princípios da cirurgia de Schwartz. Décima edição. Nova Iorque: McGraw-Hill

Education; 2014.

9. Patey DH, Dyson WH. O Prognóstico de Carcinoma da Mama em Relação ao Tipo de Operação Realizada. Br J Câncer. 1948 Mar;2(1):7-13.

10. Laffer U. Sabiston Textbook of Surgery: the biological basis of modern surgical practice 17th Edn. C. M. Townsend, R. D. Beauchamp, B. M. Evers e K. L. Mattox (eds). 222 x 283 mm. Pp. 2388. Ilustrado. 2004. Elsevier Saunders: Nova Iorque. BJS (British Journal of Surgery). 2005;92(4):495-6.

11. Allum WH. Bailey and Love's short practice of surgery - 23ª ed. R. C. G. Russell, N. S. Williams, C. J. K. Bulstrode (eds) 282 x 222 mm. Pp. 1348. Ilustrado. 2000. Londres: Arnold. BJS (British Journal of Surgery). 2000;87(12):1738-1738.

12. Parkin DM, Bray F, Ferlay J, Pisani P. Estimando a carga mundial de cancro: Globocan 2000. Int J Câncer. 2001 Oct 15;94(2):153-6.

13. Medicina Holland-Frei contra o cancro. 5ª ed. BC Decker; 2000.

14. Tratamento por tipo de cancro [Internet]. NCCN. [citado 2022 Jan 21]. Disponível em: https://www.nccn.org/guidelines/category_1

15. Haybittle JL, Blamey RW, Elston CW, Johnson J, Doyle PJ, Campbell FC, et al. Um índice prognóstico no cancro primário da mama. Br J Câncer. 1982 Mar;45(3):361-6.

16. Joslyn SA, West MM. Diferenças raciais na sobrevivência do carcinoma da mama. Cancro. 2000 Jan 1;88(1):114-23.

17. Ikpatt OF, Kuopio T, Collan Y. Proliferação no cancro da mama africano: biologia e prognóstico no material nigeriano do cancro da mama. Mod Pathol. 2002 Ago;15(8):783- 9.

18. Zittermann A. Vitamina D na medicina preventiva: estamos a ignorar as provas? Br J Nutr. 2003 Maio;89(5):552-72.

19. Blaney GP, Albert PJ, Proal AD. Metabolitos de vitamina D como marcadores clínicos em doenças auto-imunes e crónicas. Ann N Y Acad Sci. 2009 Set;1173:384-90.

20. Verstuyf A, Carmeliet G, Bouillon R, Mathieu C. Vitamina D: uma hormona pleiotropica. Rim Int. 2010 Jul;78(2):140-5.

21. Grant WB, Garland CF, Holick MF. Comparações de cargas económicas estimadas devido à insuficiente irradiação solar ultravioleta e vitamina D e ao excesso de irradiação solar UV para os Estados Unidos. PhotochemPhotobiol. 2005 Dez;81(6):1276-86.

22. Bao Y, Ng K, Wolpin BM, Michaud DS, Giovannucci E, Fuchs CS. Predição do estado de vitamina D e risco de cancro do pâncreas em dois estudos de coorte prospectivos. Br J Câncer. 2010 Abr 27;102(9):1422-7.

23. Yao S, Kwan ML, Ergas IJ, Roh JM, Cheng T-YD, Hong C-C, et al. Associação de Nível Sérico de Vitamina D em Diagnóstico com Sobrevivência do Cancro da Mama: Uma Análise de Caso-Cohort no Estudo de Caminhos. JAMA Oncol. 2017 Mar 1;3(3):351.

24. Hatse S, Lambrechts D, Verstuyf A, Smeets A, Brouwers B, Vandorpe T, et al. Estado da vitamina D no diagnóstico do cancro da mama: correlação com as características do tumor, resultado da doença, e determinantes genéticos da insuficiência em vitamina D. Carcinogénese. 2012 Jul 1;33(7):1319-26.

25. Huss L, Butt S, Borgquist S, Almquist M, Malm J, Manjer J. Níveis séricos de vitamina D, hormona paratiróide e cálcio em relação à sobrevivência após o cancro da mama. Controlo das Causas do Cancro. 2014 Set;25(9):1131-40.

26 Holick MF, MacLaughlin JA, Clark MB, Holick SA, Potts JT Jr, Anderson RR, et al. Fotossíntese da previtamina D 3 na pele humana e as consequências fisiológicas. Ciência [Internet]. 1980;210(4466):203-5. Disponível a partir de:

http://dx.doi.org/10.1126/science.6251551

27. Wolpowitz D, Gilchrest BA. As perguntas sobre a vitamina D: De quanto é que precisa e como a deve obter? J Am Acad Dermatol [Internet]. 2006;54(2):301-17. Disponível a partir de: http://dx.doi.org/10.1016/i.iaad.2005.11.1057

28. Holick PDMF. Vitamina D e o rim. Rim Int [Internet]. 1987;32(6):912-29. Disponível em: http://dx.doi.org/10.1038/ki.1987.295

29. Webb AR, Kline L, Holick MF. Influência da estação e latitude na síntese cutânea de vitamina D3: a exposição à luz solar de Inverno em Boston e Edmonton não promoverá a síntese de vitamina D3 na pele humana. J ClinEndocrinolMetab. 1988 Ago;67(2):373-8. doi: 10.1210/jcem-67-2-373. PMID: 2839537.

30. Webb AR. Quem, o quê, onde e quando influencia a síntese cutânea de vitamina D. Prog Biophys Mol Biol [Internet]. 2006;92(1):17-25. Disponível em: http://dx.doi.org/10.1016/j.pbiomolbio.2006.02.004

31. Carimbo TCB, Haddad JG, Twigg CA. Comparação do 25-hydroxycholecalciferol oral,

vitamina d, e luz ultravioleta como determinantes da circulação de 25-hidroxiovitamir.as d. Lancet [Internet]. 1977;309(8026):1341-3. Disponível a partir de:

http://dx.doi.org/10.1016/s0140-6736(77)92553-3

32. Holick MF. Factores ambientais que influenciam a produção cutânea de vitamina D. Am J Clin Nutr [Internet]. 1995;61(3):638S-645S. Disponível em: http://dx.doi.org/10.1093/ajcn/61.3.638s

33. Calvo MS, Whiting SJ, Barton CN. Fortificação com vitamina D nos Estados Unidos e Canadá: estado actual e necessidades de dados. Am J Clin Nutr [Internet]. 2004;80(6):1710S-1716S. Disponível a partir de: http://dx.doi.org/10.1093/ajcn/80.6.1710s

34. Estado da Vitamina D dos Canadianos, 2007 a 2009 [Internet]. Statcan.gc.ca. 2010 [citado 2022 Jan 21]. Disponível em: https://www150.statcan.gc.ca/n1/pub/82-625-x/2010001/article/11137-eng.htm

35. Sacco JE, Tarasuk V. Adição discricionária de vitaminas e minerais aos alimentos: implicações para uma alimentação saudável. Eur J Clin Nutr [Internet]. 2011;65(3):313-20. Disponível em: http://dx.doi.org/10.1038/ejcn.2010.261

36. Holden JM, Lemar LE, Exler J. Vitamina D nos alimentos: desenvolvimento da base de dados do Departamento de Agricultura dos EUA. Am J Clin Nutr [Internet]. 2008;87(4):1092S-1096S. Disponível em: http://dx.doi.org/10.1093/ajcn/87.4.1092s

37. Armas LAG, Hollis BW, Heaney RP. Vitamina D2Is muito menos eficaz do que a vitamina D3in humana. J Clin Endocrinol Metab [Internet]. 2004;89(11):5387-91. Disponível em: http://dx.doi.org/10.1210/jc.2004-0360

38. Trang HM, Cole DE, Rubin LA, Pierratos A, Siu S, Vieth R. Provas de que a vitamina

   D3 aumenta o soro 25-hidroxivitamina D de forma mais eficiente do que a vitamina D2. Am J Clin Nutr [Internet]. 1998;68(4):854-8. Disponível a partir de:

   http://dx.doi.org/10.1093/ajcn/68.4.854

39. Holick MF, Chen TC. Deficiência de vitamina D: um problema mundial com consequências para a saúde. Am J Clin Nutr [Internet]. 2008;87(4):1080S-6S. Disponível em: http://dx.doi.org/10.1093/ajcn/87.4.1080S

40. Holick MF. Vitamina D: importância na prevenção de cancros, diabetes tipo 1, doenças cardíacas, e osteoporose. Am J Clin Nutr [Internet]. 2004;79(3):362-71. Disponível em: http://dx.doi.org/10.1093/ajcn/79.3.362

41. Schwartz GG, Blot WJ. Estado da Vitamina D e incidência e mortalidade por cancro: Algo de novo sob o sol. J Natl Cancer Inst [Internet]. 2006;98(7):428-30. Disponível a partir de: http://dx.doi.org/10.1093/jnci/djj127

42. Houghton LA, Vieth R. O caso contra o ergocalciferol (vitamina D2) como suplemento vitamínico. Am J Clin Nutr [Internet]. 2006;84(4):694-7. Disponível a partir de: http://dx.doi.org/10.1093/ajcn/84.4.694

43. Hewison M, Burke F, Evans KN. Mecanismo em 1,25(OH)2D3 - supressão induzida da função auxiliar/supressor das células CD4/CD8 à produção de imunoglobulinas em células B. Google Scholar] 46 Deficiência de vitamina D Holick MF. 1990;132.

44. Hewison M, Freeman L, Hughes SV, Evans KN, Bland R, Eliopoulos AG, et al. Regulação diferencial do receptor de vitamina D e o seu ligante em células dendríticas derivadas de monócitos humanos. J Immunol [Internet]. 2003;170(11):5382-90. Disponível em: http://dx.doi.org/10.4049/jimmunol.170.11.5382

45. Hewison M, Zehnder D, Chakraverty R, et al. Vitamina D e função de barreira: um papel novo para a alfa-hidroxilase extra-renal 1. Mol Cell Endocrinol. 2004;215:31. [PubMed] [Google Scholar].

46. Holick MF. Deficiência de vitamina D. N Engl J Med. 2007;357:266. [PubMed] [Google Scholar]

47. Iho S, Iwamoto K, Kura F, et al. Mecanismo em 1,25(OH)2D3 - supressão induzida da função auxiliar/supressor das células CD4/CD8 à produção de

imunoglobulinas em células B. Imunol celular. 1990;127:12. [PubMed] [Google Scholar].

48. Karmali R, Hewison M, Rayment N, et al. 1,25(OH)2D3 regula os níveis de c-myc mRNA em linfócitos T tonsilares. Imunologia. 1991;74:589. [Artigo gratuito do PMC] [PubMed] [Google Scholar]

49. Ross AC, Taylor CL, Yaktine AL. Avaliação, tratamento e prevenção da deficiência de vitamina D: uma directriz de prática clínica da Endocrine Society. J Clin Endocrinol Metab [Internet]. 2011;96(7):1911-30. Disponível em: http://dx.doi.org/10.1210/jc.2011-0385

50. Institute of Medicine (US) Committee to Review Dietary Reference Intakes for Vitamin D and Calcium. Washington (DC; US: Imprensa das Academias Nacionais

51. Suplemento de P. Vitamina Dutier e mortalidade total<subtitle> Uma meta-análise de ensaios controlados aleatórios</subtitle>. Arch Intern Med [Internet]. 2007;167(16):1730. Disponível em: http://dx.doi.org/10.1001/archinte.167.16.1730

52. Krishnan AV, Swami S, Feldman D. Vitamina D e cancro da mama: Inibição da síntese e sinalização de estrogénio. J Steroid Biochem Mol Biol [Internet]. 2010;121(1-2):343-8. Disponível a partir de: http://dx.doi.org/10.1016/i.isbmb.2010.02.009

53. Binkley N, Novotny R, Krueger D, Kawahara T, Daida YG, Lensmeyer G, et al. Baixo nível de vitamina D, apesar da exposição solar abundante. J Clin Endocrinol Metab [Internet]. 2007;92(6):2130-5. Disponível em: http://dx.doi.org/10.1210/ic.2006-2250

54. A Faculdade de Saúde e Ciências Médicas da Universidade de Copenhaga aloja 13 departamentos, 29 centros, cinco escolas, quatro hospitais, e três bibliotecas.

Wikipedia

55. https://healthsciences.ku.dk/research-files/doktorafhandlinger/afhandlinger-foer-2020/ dissertação de doutoramento shoaib afzal

56. Vieth R, Ladak Y, Walfish PG. As alterações relacionadas com a idade na relação entre a 25-hidroxivitamina D e a hormona paratiróide sugerem uma razão diferente para os adultos mais velhos necessitarem de mais vitamina D. J Clin Endocrinol Metab [Internet]. 2003;88(1):185-91. Disponível em: http://dx.doi.org/10.1210/jc.2002-021064

57. Harris SS, Dawson-Hughes B. Respostas de vitamina D de plasma e 25OHD de jovens e

   homens idosos a suplementação com vitamina D3. J Am Coll Nutr [Internet]. 2002;21(4):357-62. Disponível a partir de:

   http://dx.doi.org/10.1080/07315724.2002.10719235

58. Brot C, Rye Jorgensen N, Helmer Sorensen O. A influência do fumo no estado de vitamina D e no metabolismo do cálcio. Eur J Clin Nutr [Internet]. 1999;53(12):920-6. Disponível em: http://dx.doi.org/10.1038/sj.ejcn.1600870

59. Holick MF, Binkley NC, Bischoff-Ferrari HA, Gordon CM, Hanley DA, Heaney RP, et al. Avaliação, tratamento, e prevenção da deficiência de vitamina D: uma orientação clínica da Endocrine Society. J Clin Endocrinol Metab [Internet]. 2011;96(7):1911-30. Disponível em: http://dx.doi.org/10.1210/jc.2011-0385

60. Hollis BW. Circulando os níveis de 25-hidroxivitamina D indicativos de vitamina D

   suficiência: implicações para o estabelecimento de uma nova ingestão alimentar eficaz

   recomendação para a vitamina D. J Nutr [Internet]. 2005;135(2):317-22. Disponível em: http://dx.doi.org/10.1093/jn/135.2.317

61. Abbas S, Linseisen J, Slanger T, Kropp S, Mutschelknauss EJ, Flesch-Janys D, et

al. Serum 25-hydroxyvitamin D e risco de cancro da mama pós-menopausa - resultados de um grande estudo de controlo de casos. Carcinogénese [Internet]. 2007;29(1):93-9. Disponível em: http://dx.doi.org/10.1093/carcin/bgm240

62. Tripulação KD, Shane E, Cremers S, McMahon DJ, Irani D, Hershman DL. Elevada prevalência de deficiência de vitamina D apesar da suplementação em mulheres com cancro da mama na pré-menopausa submetidas a quimioterapia adjuvante. J Clin Oncol [Internet]. 2009;27(13):2151-6. Disponível em: http://dx.doi.org/10.1200/jco.2008.19.6162

63. Janowsky EC, Lester GE, Weinberg CR, Millikan RC, Schildkraut JM, Garrett PA, et al. Associação entre baixos níveis de 1,25-dihidroxivitamina D e risco de cancro da mama. Saúde Pública Nutr [Internet]. 1999;2(3):283-91. Disponível em: http://dx.doi.org/10.1017/s1368980099000385

64. Lowe LC, Guy M, Mansi JL, Peckitt C, Bliss J, Wilson RG, et al. Concentrações de Plasma 25-hidroxi vitamina D, genótipo receptor de vitamina D e risco de cancro da mama numa população caucasiana do Reino Unido. Eur J Cancro [Internet]. 2005;41(8):1164-9. Disponível em: http://dx.doi.org/10.1016/j.ejca.2005.01.017

65. Bertone-Johnson ER. Plasma 25-hydroxyvitamin D e 1,25-dihydroxyvitamin D e risco de cancro da mama. Biomarcadores de Epicemiol do Cancro Prev [Internet]. 2005;14(8):1991- 7. Available from: http://dx.doi.org/10.1158/1055-9965.epi-04-0722

66. Chlebowski RT, Johnson KC, Kooperberg C, Pettinger M, Wactawski-Wende J, Rohan T, et al. Cálcio mais suplemento de vitamina D e o risco de cancro da mama. J Natl Cancer Inst [Internet]. 2008;100(22):1581-91. Disponível a partir de:

http://dx.doi.org/10.1093/jnci/djn360

67. Freedman DM, Chang S-C, Falk RT, Purdue MP, Huang W-Y, McCarty CA, et al. Níveis séricos de metabolitos de vitamina D e risco de cancro da mama na próstata, pulmão, colorrectal, e ensaio de rastreio do cancro dos ovários. Biomarcadores da Epidemiologia do Cancro Prev [Internet]. 2008;17(4):889-94. Disponível em: http://dx.doi.org/10.1158/1055- 9965.epi-07-2594

68. McCullough ML, Stevens VL, Patel R, Jacobs EJ, Bain EB, Horst RL, et al. Concentrações de soro 25-hidroxivitamina D e risco de cancro da mama pós-menopausa: um estudo de controlo de casos aninhados no Estudo de Prevenção do Cancro-II Nutrition Cohort. Res de cancro da mama [Internet]. 2009;11(4). Disponível em: http://dx.doi.org/10.1186/bcr2356

69. Gissel T, Rejnmark L, Mosekilde L, Vestergaard P. Ingestão de vitamina D e risco de cancro da mama - uma meta-análise. J Steroid Biochem Mol Biol [Internet]. 2008;111(3- 5):195-9. Disponível em: http://dx.doi.org/10.1016/j.jsbmb.2008.06.002

70. Millen AE, Pettinger M, Freudenheim JL, Langer RD, Rosenberg CA, Mossavar-Rahmani Y, et al. Incidente de cancro da mama invasivo, localização geográfica da residência, e relatou tempo médio passado no exterior. Biomarcadores da Epidemiologia do Cancro Prev [Internet]. 2009;18(2):495-507. Disponível em: http://dx.doi.org/10.1158/1055- 9965.EPI-08-0652

71. Robien K, Cutler GJ, Lazovich D. Consumo de vitamina D e risco de cancro da mama em mulheres na pós-menopausa: o Estudo da Saúde Feminina de Iowa. Controlo das Causas do Cancro [Internet]. 2007;18(7):775-82. Disponível em: http://dx.doi.org/10.1007/s10552-007- 9020-x

72. Kuper H, Yang L, Sandin S, Lof M, Adami H-O, Weiderpass E. Estudo prospectivo da exposição solar, ingestão alimentar de vitamina D, e risco de cancro da mama entre mulheres de meia-idade. Biomarcadores da Epidemiologia do Cancro Prev [Internet]. 2009;18(9):2558-61. Available from:

http://dx.doi.org/10.1158/1055-9965.epi-09-0449

73. van der Rhee H, Coebergh JW, de Vries E. Sunlight, vitamina D e a prevenção do cancro: uma revisão sistemática dos estudos epidemiológicos. Eur J Cancer Prev [Internet]. 2009;18(6):458-75. Disponível em: http://dx.doi.org/10.1097/cej.0b013e32832f9bb1

74. Rossi M, McLaughlin JK, Lagiou P, Bosetti C, Talamini R, Lipworth L, et al. Consumo de vitamina D e risco de cancro da mama: um estudo de caso-controlo em Itália. Ann Oncol

   [Internet]. 2009;20(2):374-8. Disponível a partir de:

   http://dx.doi.org/10.1093/annonc/mdn550

75. Knight JA, Lesosky M, Barnett H, Raboud JM, Vieth R. Vitamina D e risco reduzido

   de cancro da mama: Um estudo de controlo de casos baseado na população. Epidemiol do cancro

   Biomarcadores Prev [Internet]. 2007;16(3):422-9. Disponível a partir de:

   http://dx.doi.org/10.1158/1055-9965.epi-06-0865

76. John EM, Schwartz GG, Koo J, Wang W, Ingles SA. Exposição solar, vitamina D

   polimorfismos do gene receptor, e risco de cancro da mama numa população multiétnica. Am J Epidemiol [Internet]. 2007;166(12):1409-19. Disponível a partir de:

   http://dx.doi.org/10.1093/aje/kwm259

77. Levi F, Pasche C, Lucchini F, La Vecchia C. Ingestão dietética de micronutrientes seleccionados e risco de cancro da mama. Int J Cancer [Internet].

2001;91(2):260-3. Available from: http://dx.doi.org/10.1002/1097-0215(200002)9999:9999<::aid-ijc1041>3.3.co;2-r

78. Simard A, Vobecky J, Vobecky JS. Deficiência de vitamina D e cancro da mama: uma hipótese ecológica não-provocativa. Can J Saúde Pública. 1991 Set-Out;82(5):300-3. PMID: 1768986.

79. Heaney RP, Armas LAG, Shary JR, Bell NH, Binkley N, Hollis BW. 25-Hidroxilação da vitamina D3: relação com a vitamina D3 em circulação sob várias condições de entrada. Am J Clin Nutr [Internet]. 2008;87(6):1738-42. Disponível a partir de: http://dx.doi.org/10.1093/ajcn/87.6.1738

80. Xue L, Lipkin M, Newmark H, Wang J. Influência do cálcio dietético e da vitamina D

    sobre a hiperproliferação de células epiteliais induzida pela dieta em ratos. J Natl Cancer Inst [Internet]. 1999;91(2):176-81. Disponível a partir de:

    http://dx.doi.org/10.1093/jnci/9F2.176

81. Anderson LN, Cotterchio M, Vieth R, Knight JA. Ingestão de vitamina D e cálcio e risco de cancro da mama em mulheres em pré e pós-menopausa. Am J Clin Nutr [Internet]. 2010;91(6):1699-707. Disponível em: http://dx.doi.org/10.3945/ajcn.2009.28869

82. Shin M-H. Ingestão de produtos lácteos, cálcio, vitamina D e risco de cancro da mama.

    J Natl Cancer Inst [Internet]. 2002;94(17):1301-10. Disponível a partir de:

    http://dx.doi.org/10.1093/jnci/94.17.1301

83. Blackmore KM, Lesosky M, Barnett H, Raboud JM, Vieth R, Knight JA.

Vitamina D da ingestão alimentar e exposição à luz solar e o risco de cancro da mama definido por hormonas. Am J Epidemiol [Internet]. 2008;168(8):915-24. Disponível em: http://dx.doi.org/10.1093/aje/kwn198

84. Jstor.org. [citado 2022 Jan 22]. Disponível a partir de: http://www.jstor.org/stable/27731671

85. Palmieri C, MacGregor T, Girgis S, Vigushin D. Soro 25-hydroxyvitamin D em cancro da mama precoce e avançado. J Clin Pathol [Internet]. 2006;59(12):1334-6. Disponível a partir de: http://dx.doi.org/10.1136/jcp.2006.042747

86. Robsahm TE, Tretli S, Dahlback A, Moan J. A vitamina D3 da luz solar pode melhorar

    o prognóstico do cancro da mama, do cólon e da próstata (Noruega). Controlo das Causas do Cancro [Internet]. 2004;15(2):149-58. Disponível a partir de:

    http://dx.doi.org/10.1023/b:caco.0000019494.34403.09

87. Yao,S.et al. (2011) Concentrações de soro pré-tratamento de 25-hidroxivitaminas D e características prognósticas do cancro da mama: um estudo de caso-controlo e um estudo de caso-série. PLoS One, **6,** e17251)

88. Berube S. Ingestão de vitamina D e cálcio a partir de alimentos ou suplementos e densidade mamográfica mamária. Biomarcadores da Epidemiologia do Cancro Prev [Internet]. 2005;14(7):1653-9. Available from: http://dx.doi.org/10.1158/1055-9965.epi-05-0068

89. Rohan KJ, Roecklein KA, Lacy TJ, Vacek PM. Recidiva da depressão invernal 1 ano após terapia cognitivo-comportamental, terapia com luz, ou tratamento combinado. Comportamento [Internet]. 2009;40(3):225-38. Disponível a partir

de:

http://dx.doi.org/10.1016/j.beth.2008.06.004

ANEXO I

CERTIFICADO DE APURAMENTO ÉTICO

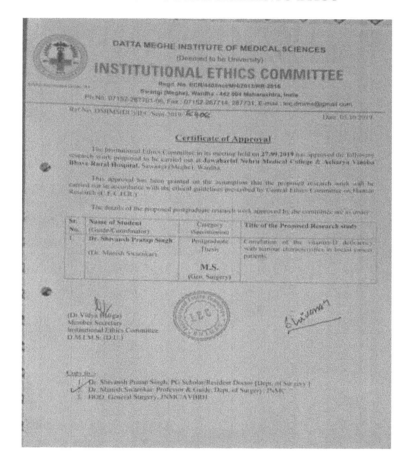

ANEXO III

CERTIFICADO DE PLÁGIO

Jan 27, 2022
13506 words / 77288 characters

MY THESIS SHIVANSH (1).docx

Sources Overview

7%
OVERALL SIMILARITY

breast-cancer-research.biomedcentral.com		<1%
annalsofrscb.ro		<1%
www.powershow.com		<1%
uu.diva-portal.org		<1%
dbio.in		<1%
docplayer.net		<1%

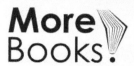 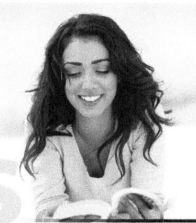

I want morebooks!

Buy your books fast and straightforward online - at one of world's fastest growing online book stores! Environmentally sound due to Print-on-Demand technologies.

Buy your books online at
www.morebooks.shop

Compre os seus livros mais rápido e diretamente na internet, em uma das livrarias on-line com o maior crescimento no mundo! Produção que protege o meio ambiente através das tecnologias de impressão sob demanda.

Compre os seus livros on-line em
www.morebooks.shop

  info@omniscriptum.com
www.omniscriptum.com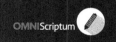

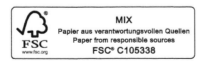

Printed by Books on Demand GmbH, Norderstedt / Germany